U0248005

源 自 全 球 学 校 人 文 科 学 品 质 读 物

写作其实很简单

小多（北京）文化传媒有限公司○编著

艺术与科学探知系列

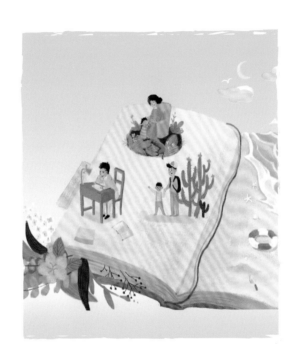

SPM 南方出版传媒 广东人民出版社

·广州·

图书在版编目（CIP）数据

写作其实很简单/小多（北京）文化传媒有限公司编著. —广州：广东人民出版社，2016.10（2019.5重印）
（艺术与科学探知系列）
ISBN 978 - 7 - 218 - 11086 - 8

Ⅰ．①写…　Ⅱ．①小…　Ⅲ．①汉语—应用文—写作—少儿读物　Ⅳ．①H152.3 - 49

中国版本图书馆 CIP 数据核字（2016）第 178917 号

Xiezuo Qishi Henjiandan

写作其实很简单

小多（北京）文化传媒有限公司　编著

出 版 人：肖风华

责任编辑：马妮璐　段树军
封面设计：象上品牌·设计
责任技编：周　杰　易志华

出版发行：广东人民出版社
地　　址：广州市海珠区新港西路 204 号 2 号楼（邮政编码：510300）
电　　话：（020）85716809（总编室）
传　　真：（020）85716872
网　　址：http：//www.gdpph.com
印　　刷：天津画中画印刷有限公司
开　　本：889mm×1194mm　1/16
印　　张：3.25　字　数：60千
版　　次：2016年10月第1版　2019年5月第2次印刷
定　　价：36.00元

如发现印装质量问题，影响阅读，请与出版社（020-85716849）联系调换
售书热线：（020-85716826）

目录 Contents

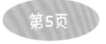

第18页

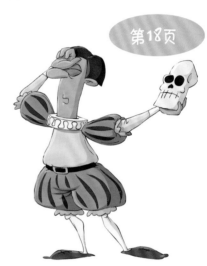

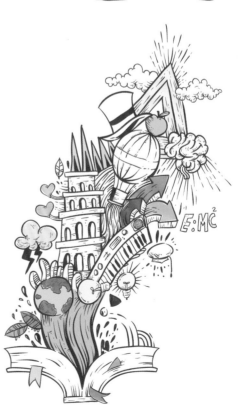

第5页

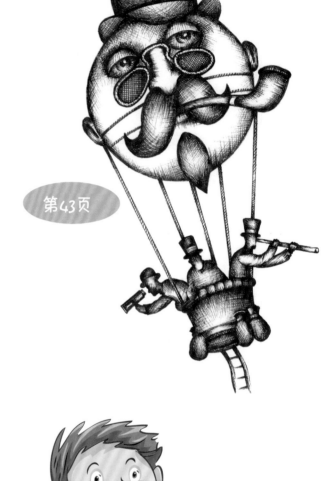

第43页

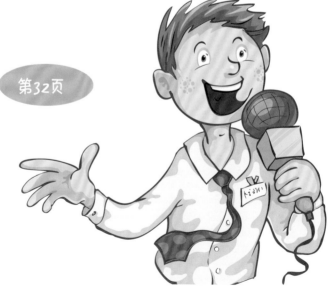

第32页

写在前面的话

　　小时候，我很崇拜那些名字被印在书本上的作家，甚至梦想过自己长大后能成为一名作家。不过现实中，我却常常为了写好一篇作文而犯难。如果有时间机器，我真想回去告诉当时的自己："嘿，别觉得写作文有多难，不就是讲故事嘛！"

　　是的，写作就是在讲故事，那么，就让我们一起来探索讲故事的能力吧。

　　无论是我这个大人，还是你这个孩子，我们都最爱听故事了。神话、民间传说、传奇故事、童话，你最喜欢哪一种？

　　我很喜欢安徒生童话《海的女儿》，你也一定听过那个美丽善良的小人鱼的故事，那你知道世界各地有多少关于人鱼的传说吗？这些传说表达了人们对海洋世界的无尽向往和好奇，也显现了人类对不可控的海洋力量的恐惧。

　　你会在这儿——《寻找莎士比亚》，问问他是怎么创造出一个故事的；可以了解大作家马克·吐温的故事；也可以问问奶奶，看看她那里有没有你家世代的秘密，写下你自己的故事，写下家族的记忆；你还可以学会《讲故事的秘方》，给朋友们讲一个有趣的或者可怕的故事，让他们跟着你哈哈大笑或者紧张冒汗……讲故事是一种分享的方式，在文字信息发达的今天，人们用很多种方式，通过不同的媒体，一直不断地在讲故事。

　　看了好书，给朋友讲讲；在学校遇到事情，给妈妈唠叨；记日记、写博客……都是讲故事。在故事里，你可以讲述内心的感受，可以展现爱和希望，还可以带领听众到你想象的世界。你的故事讲得好了，也许会流传百年，也许会影响百万人，也许只让你最爱的人听，也许就讲给你自己，那有什么关系呢！

编者：**比力**

Writing Is Not a Mystery

写作并不神秘

作者：迪迪

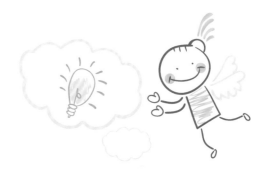

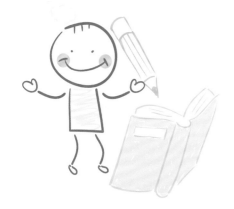

笔尖划过，那么真实，那么精妙，那么富有创意；笔尖划过，不用张嘴就可以唱出一首歌，不用脸红就可以道出一片爱；笔尖划过，可以说服和你素不相识的人，可以得到未曾谋面的粉丝拥戴……这是不是一件很酷的事情？

猜出来了吗？这就是写作。

最早的写作

写作其实并不神秘，它包括的范围很广，从本质上来说，写作就是用文字符号来记录各种信息，表达各种情感和意向，比如分享故事、记录商业交易、记录历史、定义科学原理、阐述哲学思想，甚至表达个人情感等等。正是因为有了写作，我们才有可能探寻历时几千年的文化起源，或者质疑已经存在很久的观点，因为这些想法都被人用文字记录和收集下来了。

据历史学家考证，最早的书写形式可以追溯到公元前3000年前。那时，伊拉克地区叫古美索不达米亚，生活在那里的苏美尔人便在泥板上刻字，这种文字被称为楔形文字。

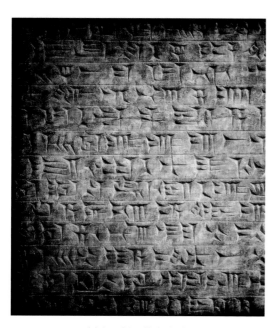

刻在泥板上楔形文字

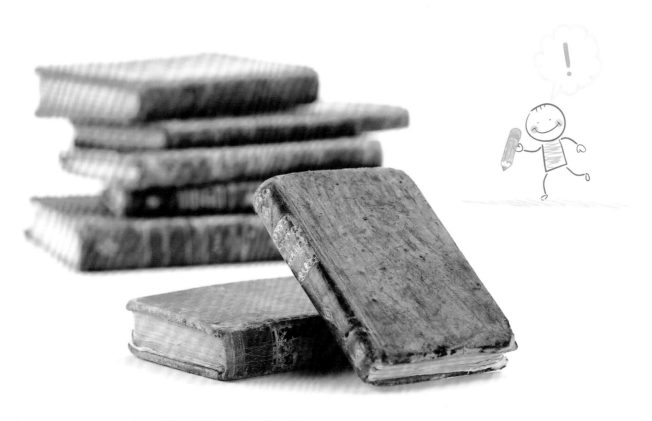

写作创造和记录了人类文明的历史

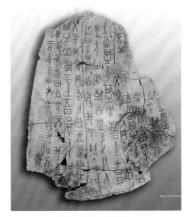

殷墟出土的甲骨文

在中国，成熟的文字系统形成于大约3400年前的商朝后期，这种文字被称为甲骨文。甲骨文有4500多个单字，已经足以用来表达比较复杂的事情了。那时，占卜师对国家的所有活动进行预测，然后把这些活动和预测刻在兽骨和龟甲上。占卜师自己也没有想到，他们刻在兽骨和龟甲上的文字让后人了解了中国历史的起源，真是奇妙的意外收获！人们现在可以辨别4500多个甲骨文字的2500个，还有2000多个字像谜一样等待破译。在陕西省岐山县还发现了微刻甲骨文——硬币大小的甲骨上刻了30个甲骨文，小得需要用5倍的放大镜才能看清楚。在没有放大镜的情况下，这些文字是怎么刻的，人们又怎么辨认，这也是一个谜。

大约在3500年前，古埃及形成了象形文字，但只使用到公元200年。苏美尔人的楔形文字也在公元前后就已失传。直到19世纪，古埃及的象形文字和苏美尔人的楔形文字才被西方学者部分破译。而对甲骨文的正式研究则开始于20世纪初。这些古文字的记录，为人类了解自己的历史提供了宝贵的资料。

写作并不神秘

写作也是人类表现自己无穷创造力的方式之一。很多人以为写作仅仅意味着文学创作，是只有作家或者文学爱好者才做的事情，但事实并非如此。

爸爸对你发了一通无名火，你给他写一张纸条，表达你委屈的心情，再画上一颗心，说句我永远爱你，他一定会反省自己，更加爱你。

妈妈强迫你参加各种兴趣班，让你疲于应付，你给她写一封邮件，说清楚你的选择和理由，她一定会和你讨论，尊重你的想法。

和同学闹矛盾了，你可以用手机给他发条短信，表达你的歉意，说明你的观点，也展现你的豁达和宽容，你们也许会成为终生的朋友。

和爸爸妈妈去旅游，写几篇日记，就可以把那些美丽的风景和美好的记忆永远留在你的笔端。

这些，都属于写作。写作并不只是语文老师的作业，它还是你在日常生活中的实际应用，并不是只有作家才需要写作。

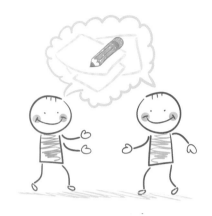

写作可以……

写作可以帮助你准确地表达自己，让别人明白和重视你的想法。面对面地交谈时，可能会因为环境、情绪的影响，导致对方不一定完全明白你在说什么。而一段言辞恳切、深思熟虑的文字，可以充分表达你的想法，让对方一读再读，效果不言而喻。

写作还帮助你结交志同道合的朋友。中国古人很早就懂得君子以文会友，以友辅仁的道理。就是用文章结交朋友，以朋友增进仁德。结交朋友有很多方式，而通过写作，例如写班级日志、写文章、写邮件、发微博、发朋友圈，你能交到更多志同道合、心心相印的朋友。

写作是沟通的工具，是表达的工具，同时也是思维的工具——也就是说，写作能帮助你思考。因为写作的核心就是思维。在思维过程中，我们运用概念进行判断，运用判断进行推理，然

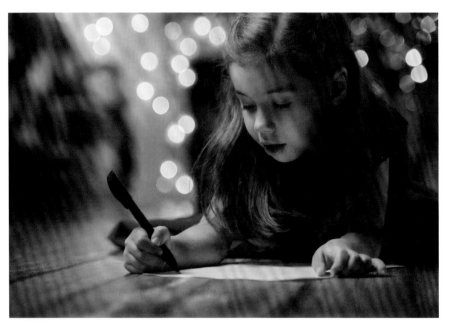

后形成新的概念和判断，产生新的知识。如此循环往复，逐渐深化对客观世界的认识。

写作中的思维活动往往处于最集中、最专注、强度最高、连续性最强的状态，因此写作是锻炼思维能力的最好方式，不仅能产生良好的思维效果，更能直接提升思维能力，让你的思维更专注、集中、连贯和有逻辑性。

另外，在写作中必须接触深广的知识领域，关注其他学科，这就迫使我们有目的地去读书、去思考，于是写作过程就变成了读书学习的过程、研究思考的过程。你在写作过程中会不断发现问题，分析问题，找到更好的解决问题的科学方法。

著名作家、教育家叶圣陶说过："学习写作的人应该记住，学习写作不但是在空白的稿纸上涂上一些字句，重要的在于学习思想。"一篇文章完成之后，你就建立了属于自己的有机的知识结构和网络。通过更多的写作，你可以建立更大、更完善的知识结构和网络，达到一个更广博、更深邃的境界！

开始写吧，写作装饰你的心灵，而你可以用心灵装饰别人的梦。

你现在不是李白，不是司马迁，不是爱因斯坦，但是只要你开始写了，什么事情没有可能呢？

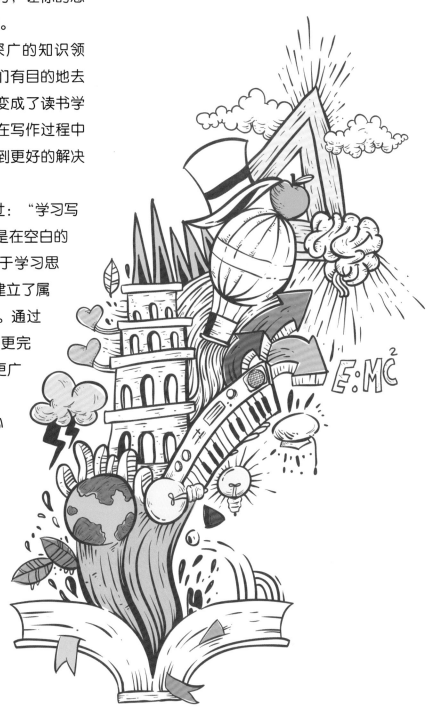

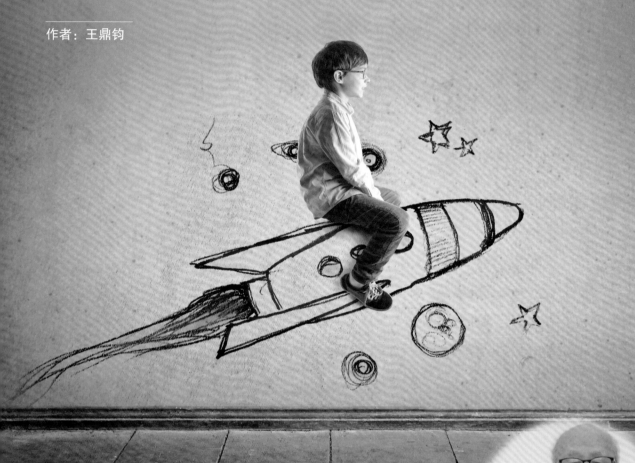

Anybody Can Write
人人都有写作的天才

作者：王鼎钧

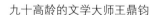

九十高龄的文学大师王鼎钧

　　王鼎钧这个名字也许你不太熟悉，但是在文学界和海外华人中，他是鼎鼎大名、著作等身的文学大师，被誉为"一代中国人的眼睛""文坛的常青树"。1925 年出生的他，少年时期就离开家乡，弃学从军，经历抗战，打过游击，战乱之后他到了台湾，当过编辑、评论员，成为知名作家。1978 年他移居美国，在大学任教并继续写作至今。这篇文章就是九十高龄的他应约为中国小读者所做。

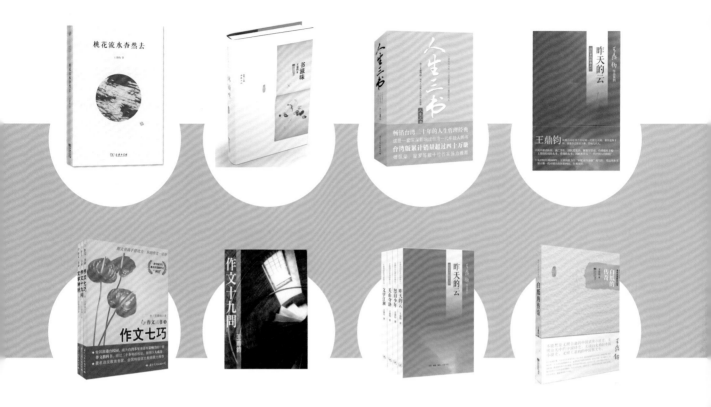

记得当时年纪小，老师说写作要有天才，我相信。后来读书，书本里面说人人都有天才，只是或多或少，我也相信。天才多，可以成为大作家，天才少，可以成为"一般"作家。

接下去，我发现音乐天才不等于协奏曲，文学天才不等于诗歌小说，中间还得经过努力，如果两个人天才相等，更努力的那个人成就肯定比较大。林语堂改写龟兔赛跑的寓言，他让兔子赢了，他说没有天才的人努力也没有用。我在下面接了一句：有天才的人完全不努力也没有用。

努力，怎样努力？这得有方法。记得当时年纪小，文坛前辈耻笑方法，他们说写作没有方法。他们说，有人写了一本发财秘诀，可是自己没有饭吃，写作方法等

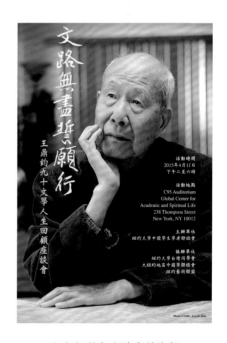

为大师举办座谈会的海报

于发财秘诀。这时候我就纳闷了，我就有点怀疑了，任何事情都有方法，呼风唤雨都有方法，写作怎会例外？写发财秘诀的人没饭吃，他只说不练，读发财秘诀的人可能脱贫发家，因为他去做了。

美国小说家海明威写了一篇有名的小说《老人与海》，小说的主角是个老渔夫，他出海打鱼，在海上漂流了八十三天，钓到一只大鱼，鱼太大了，生命力很强悍，人和鱼搏斗了三天三夜，他才把那条鱼杀死。鱼太大，小船装不下，只好捆在船舷旁边，归程中，鲨鱼把鱼肉吃光了，只拖回一副骨头架子。圣地亚哥有个渔夫爆料，这个故事是他告诉海明威的。这个渔夫自己为什么不写成小说呢，因为他没有受过方法训练。

当年美国国有一所大学，请马克·吐温去演讲，讲题是小说创作。这位小说家登上讲台，问满堂听众："你们是不是都想写小说？"大家异口同声回答"是的"！马克·吐温反问："你们还不回家去写，坐在这里干什么？"这是马克·吐温的幽默，我当年不懂幽默，很想问一问他，从来没有人说，拉提琴没有方法，你只管拉就是了，从来没有人说，写毛笔字没有方法，你只管写就是了，可是你，为什么你这样教我们？

人人都有文学天才，只有少数人受过方法训练，只有少数人能写作。都有文学天才，都有方法训练，再看努力的程度如何，你的天分比我高，你不努力，我的天分不如你，我不断努力，结果反而我的成就超过了你。爱迪生说，最高成就属于"百分之一的天才加上百分之九十九的血汗"，他是指科学发明。文学另有配方，比例略有变化，最高成就属于"百分之百的天才加上百分之百的努力"，此外参差不等，因人因时因地而异，方法的作用是发挥你的天才，努力的作用是启动你的方法，三角形一定有三条边，三条边可以有长有短，三角形的形状可以不定不一。话题回到发财秘诀，你去开店，要有经商理财的头脑——天才，要有吸引顾客推销货品的手段——方法，还得有敬业的精神——努力。

美国还有一部著名的小说，中文译名《白鲸记》。也是一个船长，也是出海去捕一条白色的抹香鲸，它是海上的巨无霸，鲸咬断了那船长一条腿，船长发誓要报仇。也是在茫茫大海中多少昼夜的搜捕，也是你死我活惨烈的搏斗，最后船长死了，船也沉了。学者说，海明威的《老人与海》以《白鲸记》为原型，艺术成就却没有《白鲸记》那么高。为什么？我想，答案就是天才。在我们看来，写到海明威这般造就，他也无须再和别人争高争低了。

人人都有文学天才，人人都需要努力，人人有自己的成就，我想这三句话可以结束争论。如果你说，好！我相信方法，我需要方法，方法在哪里？方法是什么？咳，这可一言难尽，我只有劝你去看发财秘诀。看张三写的，味同嚼蜡，换李四。看李四写的，没有共鸣，再换王五。看王五写的，忽然问自己，我为什么要看这个？那就不必再看了，省下精力去干点儿别的吧。

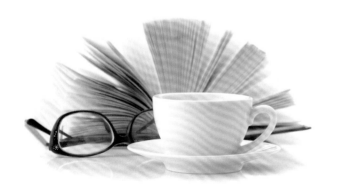

……你们最近一次作文，老师出了个什么样的题目？

老师要我们写"下课十分钟"，也就是写两节课当中那十分钟休息的时间。

你是怎么写的呢？

我说我有一道数学题做不出来，下课以后还一直想那道题目，十分钟不知怎么就过去了。

这应该是一篇好文章啊。

哪儿来的好文章？这十分钟有什么好写的？

好吧，那就咱们一块儿想办法。下课十分钟，你一直在想一道数学题，始终没有想出解题的办法来，你的意思仿佛是，如果题目能解开，你这十分钟就充实了，文章就有内容了，现在题目始终解不开，事后回想起来很空虚，文章也就没有什么可写的了。

对呀。

我看并不完全对，你花了十分钟时间没能把一道题目解开，在数学的课堂上，你这十分钟没有成绩，在作文课堂上呢，情形也许就不一样，这十分钟你有一个目标，你努力过，你没有到达，这个过程也是生活经验，也是文章材料。

难道我可以把解题的过程都写出来吗，那不是太枯燥了吗？

啊，你不能那样做。你要做的是，我问你，你思索习题的时候，是不是心里只有数学，是不是什么也看不见、什么也听不见了呢？（不是。）你看见了什么、听见了什么呢？

我看见操场里有很多同学正在玩球，我也看见教室里只有五六个同学做功课，别人全跑出去了。

你想不想跑出去玩球呢？

我本来是最喜欢篮球的呀。

倘若你去玩球，你就得放下数学。好，刚才我说，你有目标，你在努力以赴，现在中途出现了干扰。天下有许多好文章是这三个环节构成的：目标

在望，全力以赴，出现干扰。想想看，你坐在教室里，望着教室外面，外面的景象怎样干扰你？

外面的阳光很明亮。

好！还有呢，有没有什么声音干扰你？

篮球在操场里扑通扑通地响，那声音很，很，（想办法形容一下！）很动人，（好，具体一点！）很雄壮，（好，再具体一点！）就像战鼓在催我上阵。

能发现阳光很明亮的人，应该会作文，能听出来球声像战鼓的人，应该会作文，要想写出一个样子来，你得会布局，我所说的目标在望，全力以赴，出现干扰，就是一种布置。你现在这十二个字都有了，可是布局还没有完成，你到底跑出去打球了没有？也就是说，面对干扰，产生了什么样的结果？

我没有去玩球，数学要紧，再说电钟马上就要催外面的人回来上课了。

结局是你越过了干扰。当然，你也可以跑到阳光底下先打球打个痛快再说。这样写起来，应该有个模样了。

让我想一想。目标在望，努力以赴，出现干扰，产生结果，我以前可没有这样想过，以后作文，我是不是可以这样写呢？

有些题目可以这样写。有人讲过一个故事，跟作文有关系，说是在作文课堂上老师要大家写看球，有个同学只写了六个字：球赛因雨暂停。球赛没有举行，看球的人看什么呢，没有球可看，写看球又写什么呢，这一篇作文只能写六个字，好像理由十分充足。其实作文并不是这么简单，在作文课堂上？"因雨暂停"只能算是一个干扰，一个挫折。想想看，如果这篇文章由你来写呢？

……

——节选自王鼎均《作文十九问》

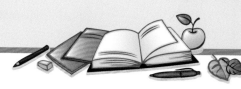

大师访谈
——小多记者采访王鼎钧先生

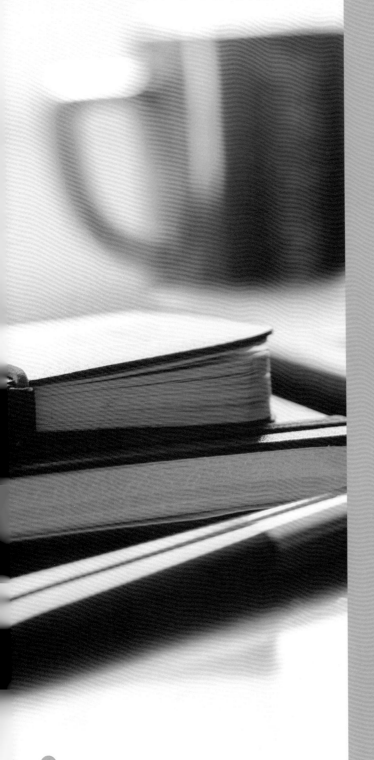

写作，即便不作为专业，也是很重要的一项能力，您认同吗? 为什么?

据我所知，答案有两个:

其一，加强语文表达的能力，可以加强为生存发展而奋斗的能力。看看那些不识字的人好了，他们多么软弱! 现在教育普及，小朋友很难遇到文盲，想想移民到美国来的人好了，如果不会使用英文，处处比人家矮半截。

其二，提高文学欣赏的能力，可以排遣烦恼，精神愉快。学者说，报纸和电视使人深入现实，文学和电影使人和现实保持距离，以我了解，这个保持距离就是古人说的陶情怡性。换句话说，报纸和电视是生活的前线，文学和电影是生活的后方，后方很重要。

您为什么选择了写作作为终身职业? 它给您带来的最大的收获是什么?

我当年没有选择，当然唯一的选择也是选择。至于为何"终身"不改，我想那是性格使然。有人说艺术创作有两个条件，一是性格，一是师承，他没有强调天才。我喜欢独自完成一件工作，而且努力把它做到最好，这样的人不能做官，不能经商，不能搞体育，只有写诗写散文写小说，连编剧本都不成。就这样定了终身。

人生在世最大的收获是安身立命，这话对小朋友讲，恐怕太早了，可是我也不知道另外还有什么更适当的答案。安身，就是你能活，能像前后左右的人一样生活，这是横的联系。立命，就是你活出意义来，活出价值来，对前贤不冲突，对后辈有交代，这是纵的联系。安身立命，就是你在这个纵横交叉点上有位置。

讲讲您走上写作之路的过程好吗?

没有什么精彩的故事。我想写小说,为了写小说先学写散文,散文是小说的基础。为了写小说去学编剧,从戏剧找小说的结构。为了写小说去学诗,从诗中找散文的意象和节奏。结果没有学会写小说,剩下散文,有诗意有小说技巧的散文,借用一位网友的形容,诗心、散文脸、戏剧身段。

上次听您讲演时说,以前的写作注重"怎么说",而现在的写作似乎更流行"说什么"。在这样一个信息发达、信息过度的时代,小朋友该如何应对? 您有什么建议吗?

写文章应是先解决"写什么",后解决"怎么写"。我们教小朋友写作,通常是写他已经有的东西,小朋友不需要写他没有的东西。我们要帮小朋友怎么写出来,一小段一小段地写,甚至一句一句地写。我们可以不大在意小朋友写什么,那是他自己的事,我们非常关心怎么写,那才是我们的事。前贤说,写作要先有生活经验,先建立人生观,先痛哭长夜……有道理! 可是都等到小朋友长大以后吧。

您在文章里说"写作没有秘笈",可是您的《作文十九问》被家长们奉为写作秘笈,您怎么看?

我想,这个"秘笈"不是名词,是形容词,或者说不是用本义,是用引申义。这话怎讲? 有人说美国人拿婴儿当圣物,中国人拿婴儿当宠物,圣物和宠物都是形容词,都用引申义。写作没有秘密,一切都在作品里,作品终究要公开示人。我只是从公开的作品里面把它找出来、说出来。我还记得怎样由不明白到一点一点地明白,到豁然开朗,怎样由不会到一点一点学会,到熟能生巧,所以我说得比较清楚明白。但是"大匠能予人以规矩,不能使人巧",有些地方我也说不明白,我在说不明白的地方留下启示。

就算有"秘笈"好了,在武侠小说里面,你拿到秘笈以后,必须练功,练功很辛苦,时间也很长。秘笈是歌谱,你得曲不离口,秘笈是游泳指南,你得天天下水。文章也是一样,你得写,写,写。

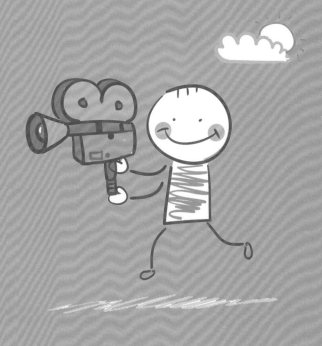

Write Like a Pro.
跟大作家学写作

作者：彭朝

你有没有为写作文苦恼过？不知道写什么、怎么写？就算上了作文辅导班，老师教的灵丹妙药好像也不怎么灵验？你有没有被一本书、一个故事深深吸引，为其中的人物担忧，被它的情节逗得开怀大笑、感动得要拼命忍着眼泪，或者急得抓狂、气得肚子疼？写出这样的故事的人简直像魔法师，神奇地抓住了我们的心……他们怎么会有如此高超的本领呢？

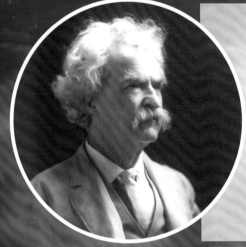

美国作家马克·吐温(Mark Twain,1835~1910年)是被称为"即便是上帝也会钟爱他"的大作家。他是举世闻名的小说家，是美国的幽默大师。据说马克·吐温收到过一封青年人写来的信，向他请教成为大作家的诀窍，信中说："听说鱼含大量的磷脂，而磷脂是有利于脑子的，看来要成为一个大作家，一定要吃很多鱼吧？但不知道究竟吃什么鱼，吃多少呢？"马克·吐温回信说："看来你得吃一头鲸才行啊！"

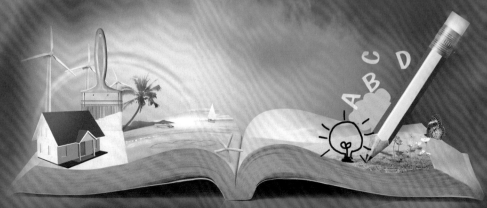

马克·吐温是其最常用的笔名，他原名叫萨缪尔·兰亨·克莱门。他曾在美国最著名的密西西比河上当过领航员，与伙伴们合作测量水深时，他的伙伴喊道："Mark Twain"，意思是"两个标记"，即水深两英寻（1英寻约1.8米），这是轮船安全航行的必要条件。你看，马克·吐温的笔名原来是跟他的生活经历有关。

1839年，马克·吐温随家迁到了美国密苏里州密苏里河边的小镇汉尼伯（Hannibal)，他在这里度过了一生中最美好的童年和少年时光。这段生活成就了他创作的灵感，写出了脍炙人口的两本世界名著《汤姆·索亚历险记》和《哈克贝利·费恩历险记》。当年小镇上的邻居们一定没有想到，这个在街上跑来跳去的小男孩儿有一天会把这里的小伙伴，还有朴实的大叔大婶们，连同小镇上的一切都带进美国乃至全世界的文学史。

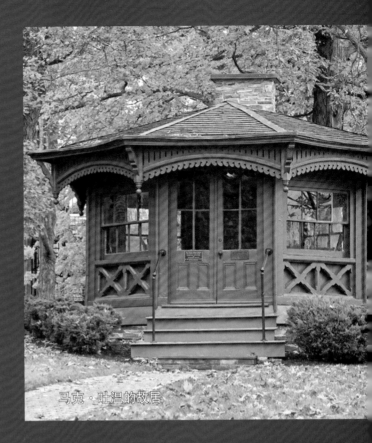

马克·吐温的故居

《汤姆·索亚历险记》里，聪明顽皮又善良正直的汤姆受不了枯燥的学校生活和姨妈的管束，常常逃学闯祸。他喜欢新转学来的漂亮女生贝姬。他和好朋友哈克贝利到一个废弃的墓地去玩儿，无意中目睹了一起凶杀案……他们到荒岛上做海盗，几天不回家，家里人都急疯了，以为他们淹死了，结果他们却出现在自己的"葬礼"上。他们到山洞探险，汤姆在贝姬面前简直就是大英雄，他们终于脱险，找到了凶手埋藏的宝藏……

这本书最有趣的是汤姆刷篱笆墙的故事。本来是姨妈惩罚惹是生非的汤姆，规定他不能去玩儿，让他干谁也不想干的苦差事——用长刷子蘸石灰水刷一大片篱笆墙。没想到，这个聪明的"小鬼头"竟然有本事让笑话他的小伙伴们心甘情愿地，甚至还排着队送他礼物，求着让他们替他在大太阳底下干这活儿，他自己呢，却"坐在附近树荫底下一只木桶上，悬着两条腿，大嚼（小伙伴送他的）苹果，同时还在盘算着如何多宰几个缺心眼儿的……"

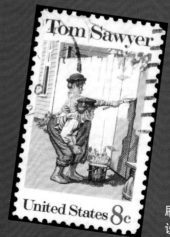

刷篱笆墙的插图被设计成了邮票

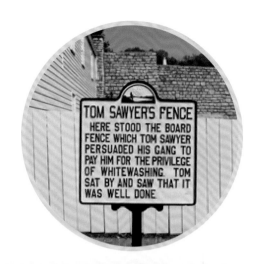

牌子上写的是：汤姆·索亚的篱笆墙，这就是汤姆说服小伙伴们送礼物以换取"粉刷权"的那道篱笆墙，汤姆本人则坐在一旁观看其完工

现在的汉尼伯小镇由于马克·吐温和《汤姆·索亚历险记》成了旅游热点。在小镇上马克·吐温故居旁边有一道半人多高的、五六米长、用木板围成的墙，那就是人们津津乐道的汤姆索亚篱笆墙，游客们排着长队，耐心地等着和这堵墙合影，仿佛在这里真的看到呼哧呼哧干活的小伙伴们和一旁优哉游哉的汤姆。

如此精彩动人的故事就来自于马克·吐温的少年生活。其中主人公汤姆是三个小男孩的结合，其中之一就是作家本人。书中的包莉姨妈来自马克·吐温的母亲，贝姬的原型是少年时代住在他家对面的姑娘劳拉。马克·吐温热爱他的家乡小镇，喜欢小镇上淳朴的人们，他用真心感受周围的生活，用童心深入观察，所以才能给我们

做出这道一百多年来百看不厌、百吃不厌，越嚼越有滋味的文学大餐。

看，大作家写出的经典名著就是来自自己的生活感受和经历，可见生活就是写作的源泉，热爱生活、观察生活、思考生活就是写作的第一步。你也来试一试，像大作家一样用身边的事物来写故事吧。

要想跟大作家学写作，还有一件非常重要的事情要做，就是多阅读。读得多了自然会写，这就是"厚积薄发"的规律。写作的诀窍从来都不是立竿见影。如果眼下作文写不好，也不要着急，因为你还没有足够的、在兴趣基础上的阅读量，没有这个输入，你的头脑还处于"空白期""沉默期"，就像小宝宝学说

话，只有在大量听别人发音、说话后，才能通过模仿练习，渐渐学会说话。

世上之书，浩如烟海，该读些什么呢？作家铁凝说得好：选书好比选朋友。我们都希望有真正的好朋友，所以我们要选真诚、正直、能给你帮助的朋友，选书读书也是一样。很多大作家都主张读像《汤姆·索亚历险记》这样的经典作品，这些精品既像好朋友那样真诚坦率，又像长辈老师那样娓娓道来，还像圣贤高人那样让你"渐悟"或者"顿悟"哲理。他们用语言炼制出的是人生的精华，总是让人回味无穷。

最后，我们还要把观察的生活、得到的感悟、读书的收获及时写下来。你可以记日记、写博客、写信，也可以编故事、写小说、写剧本。几乎所有的大作家都是勤奋的"写手"，比如大作家老舍。他说："我终年是在拼命地写，发表也好，不发表也好，我要天天摸一摸笔。"他创作了《骆驼祥子》《四世同堂》《茶馆》《二马》《月牙儿》等大量文学作品，受到人们的由衷喜爱。

我们写的时候要"写真话，写自己的话，写实在话"。写那些用眼睛去看、用耳朵去听、用鼻子去闻，用舌头去舔、用身体去触摸，用心去感受，以及用聪明的脑瓜去想象的话。这样不偷懒地练习，你一定能学好写作。如果把写的东西存档积累，甚至打印成册，你会渐渐地有越来越大的成就感，你会更加自信，也会距离成为作家的梦想更近。

看来，写作既不是难于登天，也不是轻而易举。每个人的头脑里都有一个写作天赋的宝藏，等着我们去寻找挖掘。美国著名童书作家、迪士尼动画大片《花木兰》的编剧罗伯特·索西（Robert San Souci）告诉我们："写作让我拥有了很多美好的时刻！相信我，这是值得付出努力的！"

让我们一起去寻获这样的美好时刻！

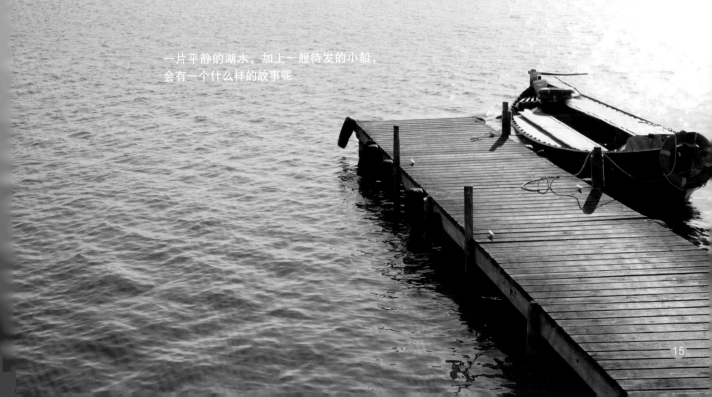

一片平静的湖水，加上一艘待发的小船，会有一个什么样的故事呢

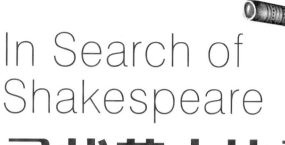

In Search of Shakespeare

寻找莎士比亚

作者：笠芽

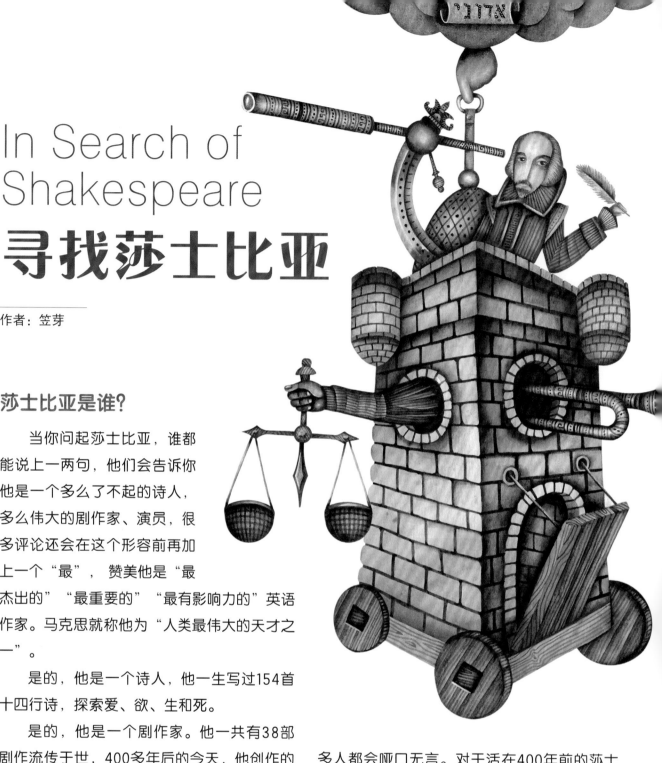

莎士比亚是谁?

当你问起莎士比亚，谁都能说上一两句，他们会告诉你他是一个多么了不起的诗人，多么伟大的剧作家、演员，很多评论还会在这个形容前再加上一个"最"，赞美他是"最杰出的""最重要的""最有影响力的"英语作家。马克思就称他为"人类最伟大的天才之一"。

是的，他是一个诗人，他一生写过154首十四行诗，探索爱、欲、生和死。

是的，他是一个剧作家。他一共有38部剧作流传于世，400多年后的今天，他创作的经典剧目还在不断上演。

他也绝对是英语文学中最重要的作家，他对英语语言的创新和运用影响了现代英语的形成，很多现在使用的词句都出自他的作品。

但如果你要问起他是个什么样的人，很多人都会哑口无言。对于活在400年前的莎士比亚，除了他的作品，我们知道的其实并不多。

他的生日一般被认为是1564年4月23日，不过他是否真的在那天出生我们也无从知晓。有记载的只是他在同年4月26日接受了浸礼，据说当时的习俗是，婴儿一般在出生三天后接受浸礼，所以将这个日子推前三天就成了他的生日。不过，这个习俗并未被证实。而历史学家也普遍不认同这个出生日期。

他出生在英格兰埃文河畔的斯特拉福特，一个只有两三千人的小地方。他的父亲是个殷实的商人，因为热心公众事物，还当过镇议员和镇长，据推测，莎士比亚也因此获得了良好的教育。他在当地的文法学校上课，学习拉丁文、诗歌、修辞技巧等，不过，他并没有上过大学，是否因为家道中落使他没有经济能力继续深造，这一点也不得而知。现在，你还可以走进莎士比亚读过的学校，看学生坐在莎士比亚的肖像画下，坐在莎士比亚坐过的教室里，费力地学习复杂的拉丁文，或者托着腮帮看着莎士比亚的画像发呆。谁又能知道下一个莎士比亚会不会就坐在这里呢？

据说莎士比亚早早就开始了谋生。18岁时，他迎娶了比自己大八岁的妻子安·海瑟薇，在同一年有了自己的第一个孩子。但是莎士比亚是具体什么时候开始创作，又是什么时候去到伦敦的，迄今都没有可信的证据和说法。历史学家把1584到1592这几年称为莎士比亚"失落的年代"。这期间能够查到的记录，是1592年一位伦敦剧评人对他的一部戏剧的批评，那时，莎士比亚的几部戏剧已经在伦敦剧场上演，他也已经小有名气。

莎士比亚说：世界是一个舞台，所有的男男女女不过是一些演员，他们有上场的时候，也有下场的时候。一个人一生中扮演着好几个角色。

那么莎士比亚自己的角色是什么呢？

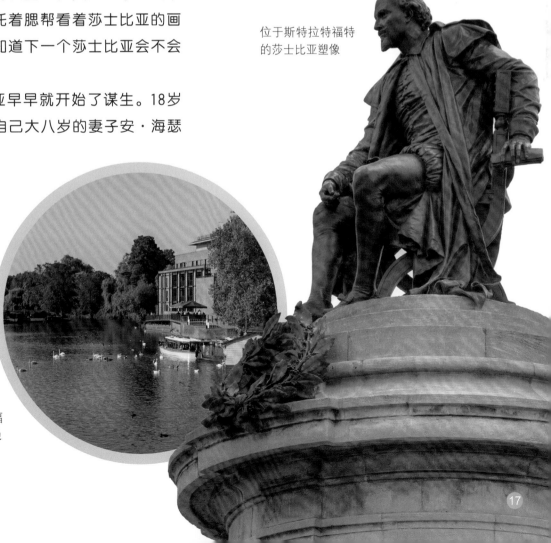

位于斯特拉特福特的莎士比亚塑像

埃文河畔的斯特拉特福特，莎士比亚的出生地

角色内外

　　虽然你不是专业戏剧演员，但从小，在大大小小的学校班级演出中，你也许有过当"演员"的经历——你也许演过国王、王子，也许演过王后、女巫，或者演过白雪公主、小矮人，或者演过一棵作为道具的树。虽然扮演的角色不同，但是表演的过程却都一样神奇：如果你化了一个青蛙王子的妆，戴上青蛙王子的王冠，穿上青蛙皮肤一样的衣服，你在脑子里想着青蛙王子会怎样说话，做着青蛙王子可能会做的动作，在那一刻你一定会以为自己真的是青蛙王子了——但你又还是你啊！就算扮演一棵树也是一样。

　　而莎士比亚就一直活在他创造的角色里，同时又在这些角色外。

　　他是王子——哈姆雷特。

　　他是国王——李尔王、亨利四世、理查二世。

　　他是《暴风雨》中的魔术师，他是《仲夏夜之梦》中的小精灵。

　　他是贪婪的威尼斯商人，他是世仇下的爱侣——罗密欧与朱丽叶。

　　…………

　　在《第十二夜》中，莎士比亚创

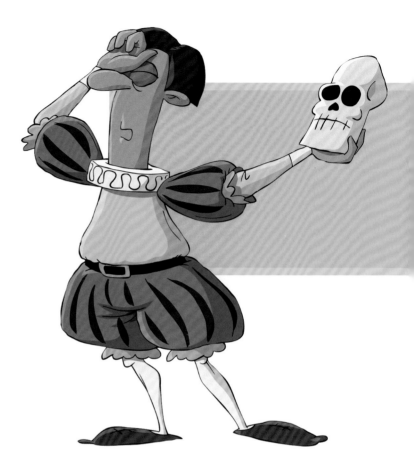

造了薇奥拉这样一个角色，她和哥哥塞巴斯蒂安是相貌相同的孪生兄妹。一次海难中，薇奥拉和哥哥失散。她以为哥哥死了。为了谋生，薇奥拉决定女扮男装。她化名西萨里奥，成功谋得成为奥西诺公爵男仆的职位。贴上胡子、穿上男装的薇奥拉，带着痛失哥哥的心情，看着镜子中和哥哥一模一样的脸，感觉更像是哥哥活了下来，而自己却死了。但是无论怎么去伪装成另外一个人，自己是不会消失的，少女薇奥拉忍不住爱上了奥西诺公爵。但奥西诺却早就爱上了年轻貌美的伯爵小姐奥丽维娅，不明真相的他甚至让薇奥拉代他求爱。薇奥拉去了。有意思的是，当薇奥拉向奥丽维娅传达公爵的求爱时，她借着信使的身份，诉说的却是自己对公爵的无限爱意。而更有趣的是，奥丽维娅没有爱上公

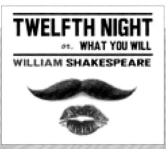
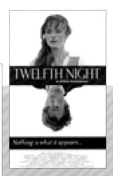
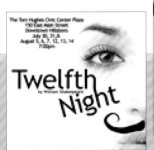
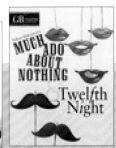
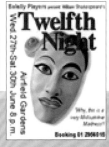

《第十二夜》被认为是莎士比亚最优秀的喜剧之一，在世界各地久演不衰，舞台剧和电影的海报设计也很有趣

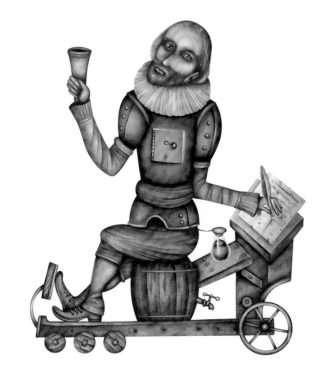

爵，却爱上了这个叫作西萨里奥其实却是薇奥拉的信使。她要薇奥拉把爱意传达给公爵，但其实这些爱意是真真切切对薇奥拉说的。她们其实在交换爱的秘密，但是双方都不知道她们说的爱是针对她们心中的那个人的，而这个交换爱意的场面又是那样热烈和赤诚。

后面发生了什么，你可以去原剧中一探究竟。我想说的是，最后薇奥拉找到了她的哥哥，兄妹重聚的那一刻，哥哥撕下妹妹的假胡子，兄妹相拥而泣。薇奥拉在那一刻终于又变回了自己。值得一提的是，现实中的莎士比亚有一对双胞胎儿女，他的儿子却在11岁那年早夭，再也没能和妹妹相见。

在《查理二世》中，莎士比亚重塑了国王查理二世。查理二世无比傲慢、自大，他是第一个让臣子尊称他为"陛下"的君王。他觉得自己生来就是君主，这是神赐给他的权利，他的国民就是理所应当要爱他，这是谁都拿不走的。他是一个被宠坏的孩子，他以为所有人都

应该无条件爱他、听命于他。他不厌其烦地装饰自己的王冠、自己的权杖，恨不能将所有的金银宝石镶在上面。但他万万想不到的是，有一天，他要把王权拱手让给别人。当他被迫卸下王冠、被关进监狱的时候，他一下子不知道自己是谁了。你想，如果你扮演一个国王，你

是知道自己在扮演国王，表演结束后，你就变回了自己。可是查理二世呢，他从来只知道自己是国王，不是国王的话，他是谁呢？直到最后他才发现真正的自己——什么都不是。那个时刻是伟大的，但是，那时他已逃脱不了被谋杀的命运了。

50岁那年，莎士比亚写了他的最后一部剧《暴风雨》，主角是会魔法的普洛斯彼罗。在这部剧里，无所不能的普洛斯彼罗简直就像是莎士比亚自己的写照。作为编剧，莎士比亚运用自己的想象力和才华，对他笔下的世界想做什么就做什么；而普洛斯彼罗运用魔法，也似乎可以在他的世界里做任何事。普洛斯彼罗因为被人陷害，和女儿两个人遇上海难，来到一个岛屿上。在这里，他给女儿创造了一个天堂一样的世界，但这个世界只有他们两个人。在通过魔法得知弟弟就是陷害他的人之后，他

筹划了一场暴风雨，把仇人送到自己所在的岛上，准备复仇。但是虽然他有那么大的魔法，却并不能事事顺心如意。就像他想一直控制、保护好自己的女儿，但是女儿总要碰见她爱的人而离他而去，就算他有再大的魔法也无济于事，这是自然要发生的事。他为女儿举办了盛大的婚礼，请来所有的精灵在婚礼上表演。但是他又让婚礼戛然而止。他突然意识到一切都只是短暂存在的幻影，一切都将消亡：精灵会消散在空气里，仇人终将死去，巨大的才能也将去无踪影。最后，普洛斯彼罗放弃了他的魔法去拥抱敌人。而莎士比亚则在这部戏完成后终止了他的写作，重返故乡。

大概那时，莎士比亚才终于不再扮演任何角色，而真正成为了莎士比亚。

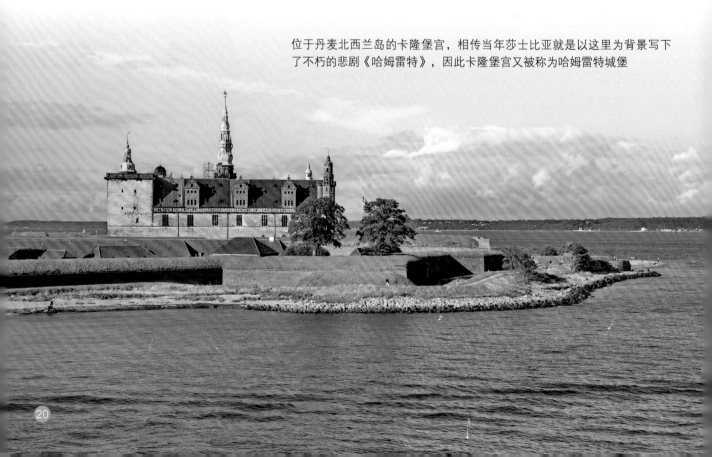

位于丹麦北西兰岛的卡隆堡宫，相传当年莎士比亚就是以这里为背景写下了不朽的悲剧《哈姆雷特》，因此卡隆堡宫又被称为哈姆雷特城堡

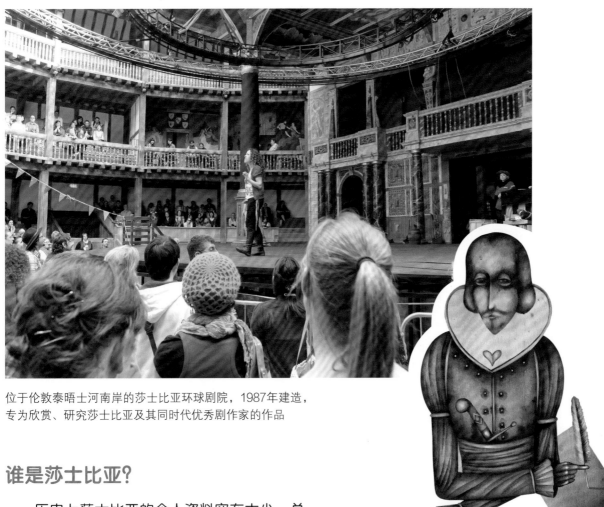

位于伦敦泰晤士河南岸的莎士比亚环球剧院，1987年建造，专为欣赏、研究莎士比亚及其同时代优秀剧作家的作品

谁是莎士比亚？

历史上莎士比亚的个人资料实在太少，总有人怀疑，那个来自斯特拉特福特，连大学都没读过的人并不是莎士比亚。那谁是莎士比亚呢？很多学者对此做过猜测，有人说莎士比亚的作品并非出自一人之手，而是很多与他同时代的作家共用一个"笔名"的"合集"，比如弗兰西斯·培根（Francis Bacon），比如克里斯托弗·马洛（Christopher Marlowe），还有爱德华·德·维尔（Edward de Vere），等等。每一个猜测都有一套关于这些人为什么不承认自己是莎士比亚的理由，例如，认为爱德华·德·维尔是莎士比亚的人说，他是个公爵不能降低身份承认自己是剧作家。这些猜测多少都有些牵强。

那么谁是莎士比亚呢？

一千个人心中有一千个哈姆雷特，一千个人心中也必有一千个莎士比亚。

谁是莎士比亚或许并不重要，重要的是莎士比亚借着他创造的角色永远活在人们心中，或者说他的角色本来就是我们内心的一部分。就像他的《十四行》第十八首所写的：

死神也无缘将你幽禁，
当你在不朽的诗里与时同长。
只要人能呼吸、眼能得见，
这诗将长存,并且赐给你生命。

The Secrets of Storytelling
讲故事的秘方

作者：艾雅

聚会时，轮到你讲故事了……

"哎呀呀，我什么故事都想不起来了！"

"有个特别好笑的故事……哈哈哈！笑死我了……可是大家怎么都不笑呢？"

这样的场面太糗了！没有哪个孩子没听过故事，可要说到讲故事嘛，就不是人人都擅长的了。试试下面这些秘方，你也能讲出引人入胜的故事！

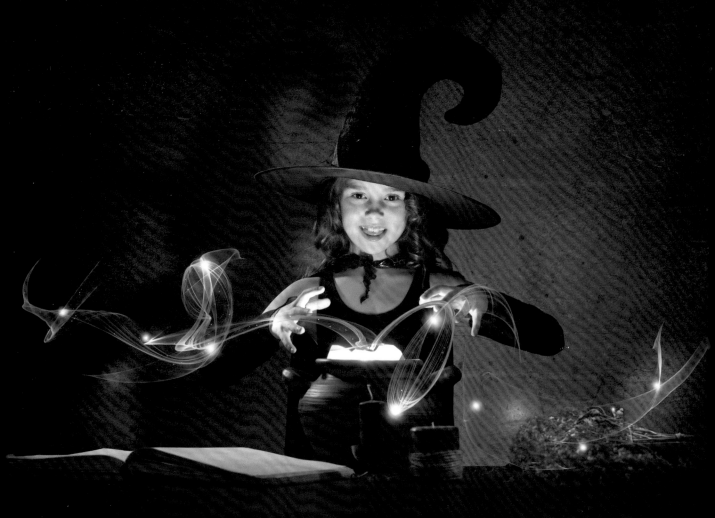

1 收集故事，越多越好

多读、多听、多看童话故事、图画书、杂志、小说、广播节目，在日常生活中，只要你留心，到处都是故事，把那些可笑的、感人的或者任何你喜欢的故事记在心里。积累的故事足够多，你才能在需要时想起最适合的那个。

2 挑选适合的故事

温馨感人的还是滑稽幽默的？惊险刺激的还是恐怖惊悚的？留心一下听众都是什么人，这是个什么聚会，你就能做出判断。如果要讲恐怖故事，考虑听众的年龄和心理承受力哦。

3 告诉听众故事的背景

这个故事发生在什么年代？哪个国家或地区？让听众知道故事发生的背景，他们才能更快地"入戏"。

4 "讲"故事，不要"背"故事

记住故事的线索，用你自己的话把它讲出来，不要像朗读或者背书那样逐字逐句地背诵，免得万一忘了哪句"卡壳"。

5 运用具体、直接、简洁的语言

比如说主人公"热爱运动"，不如说"他们班跑得最快的就是他"或者"每天你都能看到他在球场上踢球"。尽量少用"因为……所以……"，"因为很紧张，所以她出了很多汗"就不如"她紧张得直冒汗"。

6 运用声音的魔力

讲故事时声音不光要清楚响亮，还要有变化，想好什么时候压低声音，什么时候升高音

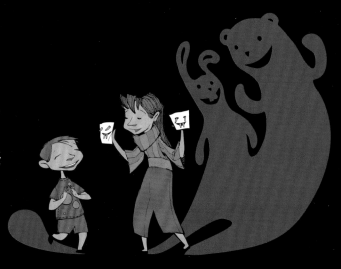

调，什么时候讲得快，什么时候讲得慢，在什么地方停顿，在哪里叫喊。还要给不同的人物设计不同的嗓音和语气，模仿故事里出现的动物的叫声，让他们"栩栩如生"。

7 身体语言来帮忙

讲故事的人当然不能板着脸一动不动，按故事情节做出相应的、甚至夸张的手势、表情、动作，保持和听众的眼神交流，能让你的故事更吸引人。

8 不要兜太多圈子

保持故事的主线，圈子兜得太大，描述细节花的时间太多，通常会让听众失去耐心或分散注意力。

9 多多练习

在正式讲故事之前，自己先做些练习，大声读几遍，给爸爸妈妈、爷爷奶奶讲一讲——他们是最耐心最捧场的听众。

10 乐在其中

讲得越多，你就会越放松。你会开始注意到听众们的反应，还能根据他们的反应临场发挥，你和听众都会非常享受这样的过程。

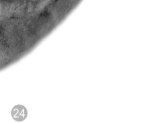

The History of Theatre
戏剧是怎么来的

作者：李琰

还记得上次看剧的时候吗？当巨幕拉开、音乐响起、灯光打在那些化了妆、穿了演出服的演员们脸上，你看着他们扮演的剧中人物，或独白或对话或歌或舞，表演出一个个精彩的故事。你的心情也随着故事情节的发展，一会儿感动，一会儿紧张，一会儿难过，一会儿又高兴起来……

从祭祀酒神的颂歌到最早的戏剧

我们现在熟悉的话剧、歌剧、舞剧等西方戏剧形式都起源于古希腊戏剧。根据亚里士多德在《诗学》中所说，古希腊戏剧是由民间的宗教仪式演变而来的，具体地说，是起源于古希腊民间祭祀酒神的颂歌。

在古希腊神话中，有一位深受人民爱戴的酒神狄奥尼索斯。狄奥尼索斯是希腊众神之王宙斯与一个凡间女子赛米莉所生的儿子。宙斯的妻子赫拉出于嫉妒，派泰坦神将刚出生的狄奥尼索斯杀害并毁掉他的尸身，却被宙斯抢救出他的心来，并让他的灵魂再次投生赛米莉的体内重生。于是，关于狄奥尼索斯重生不死的故事遍传希腊各地，使人们崇拜不已，他也成为生命循环的象征。而且相传狄奥尼索斯成人后，赫拉也不放过他，迫使他 四处流浪。他在半人半山羊侍者萨提耳和狂女随从下，乘着一辆野兽拉的车子，到处向人们传授种植葡萄和用葡萄酿酒的方法，因此他更为人们所景仰和崇拜，被尊为酒神和农作物的保护神。

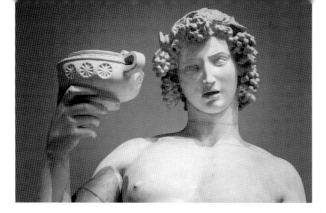

酒神狄奥尼索斯的雕塑

为了祈祷和庆祝丰收，古希腊人在春秋两季举行酒神祭祀，向酒神奉献贡品。对酒神的崇拜后来形成为一种庆典仪式，每到举行祭奠的时候，人们就组成50人左右的合唱队，在供品周围，轮番地唱着颂扬酒神的赞美歌，边歌边舞。这种祭祀酒神的歌舞，有的表现人们对酒神的畏惧和敬仰，雄浑悲壮；有的则唱着颂扬酒神的歌曲，举行欢乐的歌舞表演，这就是后来古希腊悲剧和喜剧的雏形。

公元前600年，有一个名叫阿瑞翁的诗人，他在担任合唱队指挥时，一面指挥，一面把自己当作酒神，用说唱的形式回答合唱队的问话，表演酒神狄奥尼索斯受难的样子；合唱队员则身穿羊皮，头戴羊角，扮成半人半山羊的样子，象征酒神的随从。这就使合唱队的演出有了简单的对白和戏剧情节，就像一出只有两个角色的简单戏剧。

大约在公元前534年，另一位雅典诗人忒斯庇斯（Thespis）发展了阿瑞翁创造的说唱

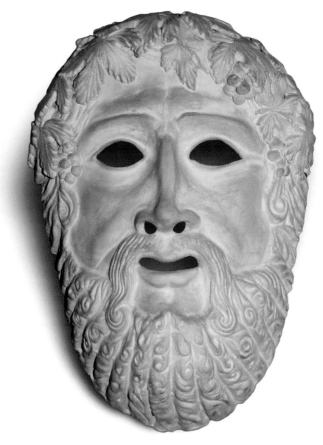

面具是古希腊戏剧的组成部分，观众要凭借演员和合唱团员戴的面具分辨出他们所扮演的角色。图为酒神的面具

和表演的形式，他一个人使用面具轮流扮演几个角色，跟合唱队员对话，成为古希腊第一个真正的"演员"。后来人们把这一年作为戏剧形成的起始年，把戏剧演员称为"忒斯皮斯之徒（Thespian）"。据说忒斯皮斯在世的时候，还经常坐着一辆拉着活动舞台的车子四处演出。

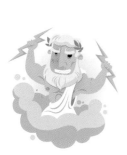 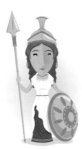 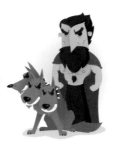 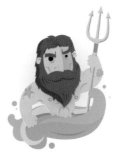 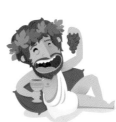 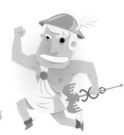

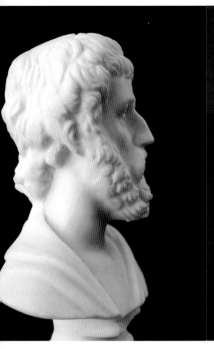

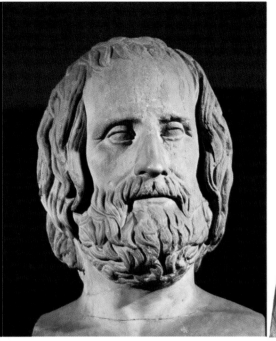

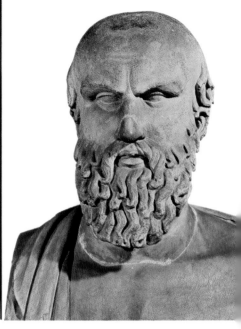

索福克勒斯塑像　　　　　　　　欧里庇得斯塑像　　　　　　　　埃斯库罗斯塑像

三大悲剧诗人和三大喜剧诗人

公元前5世纪，古希腊戏剧达到了它的繁盛期。戏剧已经正式成为雅典文化和市民生活中的重要组成部分，一年一度的酒神节的重要内容便是盛大的戏剧比赛。这个时期的戏剧中的演员由一个增至两个，合唱队的人数则从原先的50人减少到15人左右。剧作的主题也不再仅仅局限于对狄奥尼索斯的颂扬，而是开始在整个古希腊神话中取材。

这一时期，古希腊最伟大的三个悲剧诗人相继出现。这三大悲剧诗人分别是：埃斯库罗斯（Aeschylus，公元前525~前456）、索福克勒斯（Sophocles，公元前496~前406）和欧里庇得斯（Euripides，公元前485~前406）。他们的著名代表作品——埃斯库罗斯的《被缚的普罗米修斯》，索福克勒斯的《俄狄浦斯王》、欧里庇得斯的《美狄亚》被誉为"古希

腊三大悲剧"。埃斯库罗斯的悲剧思想深刻、气势宏大，因而被誉为"悲剧之父"；索福克勒斯的悲剧质朴简洁、结构完美；欧里庇得斯的悲剧风格华丽，以心理描写见长。

索福克勒斯的《俄狄浦斯王》被亚里士多德称为古希腊悲剧的典范作品。这部悲剧当然也取材于古希腊神话传说，讲述了这样一个故事：太阳神曾谕示，忒拜王拉伊俄斯的儿子将来要杀父娶母，于是国王将儿子俄狄浦斯弃于荒野。但是科林斯王发现了这个孩子，把他收养并视如己出。俄狄浦斯长大成人后，知道了那个可怕的预言，便从家乡逃了出去以躲避杀父的命运。可事不凑巧，他恰好来到了忒拜，因缘巧合地杀害了国王拉伊俄斯，并取代他成为了那里的国王，还娶了前王的妻子。后来，经过一系列调查，事情真相大白，他之前在三岔路口杀死的就是他的生

身父亲，而他娶的也正是自己的生母，应了神的预言。最后俄狄浦斯刺瞎了自己的双眼，并离开忒拜王国将自己流放。在这出悲剧中，作者虽然将人与命运的抗争列为重点，但也体现了希腊悲剧中对神的权威以及命运的尊崇。

公元前5世纪左右雅典还诞生了三大喜剧诗人，分别是克拉提诺斯、欧波利斯和阿里斯托芬，但其中只有阿里斯托芬有作品传世，比较著名的有《云》《鸟》《骑士》《阿卡奈人》等。

古希腊的剧场

公元前5世纪初，古希腊的戏剧比赛开始在雅典卫城南侧山坡下一座神殿旁的露天场地举行，观众则或坐或立，在山坡上或四周的平地上观赏。这块露天场地在当时被称为舞蹈场，附近的山坡就变成天然的观众区。这就是古希腊第一座剧场——狄奥尼索斯剧场的雏形。到了公元前5至前4世纪间，这个剧场经过修缮，已经具有相当的规模。整个剧场以石块铺造，形成可容纳约14000人、呈半圆形的观众席，观众席围绕的圆形舞台直径大约有20多米。剧场中央还建有一座祭台。

后来，各个古希腊城邦以及雅典又陆续建造了更多宏伟壮观、别具一格的剧场。这些剧场一般依山而建，规模巨大。如著名的埃皮达鲁斯露天剧场，宏伟对称的阶梯形的座位顺山坡而建，围绕着下面的圆形演出场地，好似一把打

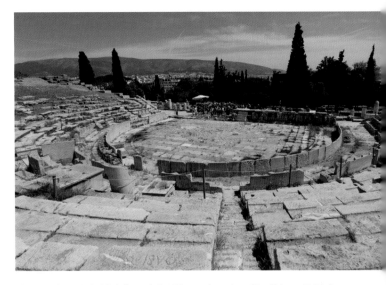

位于雅典卫城南侧狄奥尼索斯剧场，建于公元前6世纪，是最古老的露天剧场。最早是向酒神祈祷的地方。这里曾经上演过无数的古希腊戏剧

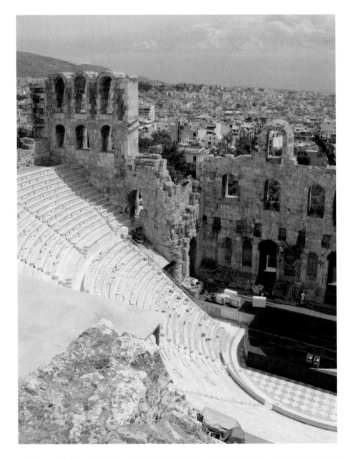

狄奥尼索斯剧场是一座依靠山体的自然地形而建成的露天剧场，一排排的看台依山势渐次升高，看台之间有呈放射状的通道上下相连。可惜由于年代久远，看台已经损毁大半

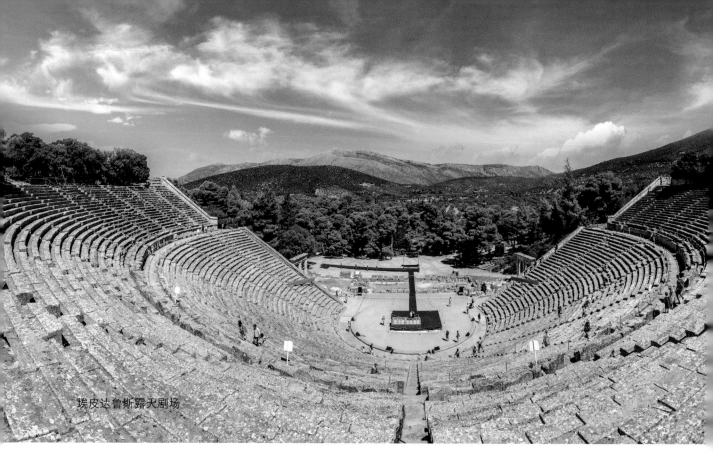

埃皮达鲁斯露天剧场

开的大折扇。前34排座位是公元前4世纪建的，在公元前2世纪又加建了21排，总共可容纳1万多人。这里采用的石灰石有特殊的音响功能，可以吸收观众席上低频率的杂音，同时放大演员高频率的声音，加上剧场的独特设计，造成了出色的声学效果。据说在剧场底部的舞台上扔一枚硬币，坐在最高处一排的观众都可以听到。直至今日，希腊每年夏天总要在此举行几场戏剧表演，国内外游客专程来此观看，身临其境体验古希腊的演出场面。

中国以及东方戏剧

后世的西方戏剧，深受古希腊戏剧内容和形式的影响，至今还在不断地探索、发展着。19世纪至20世纪初，它也传到了

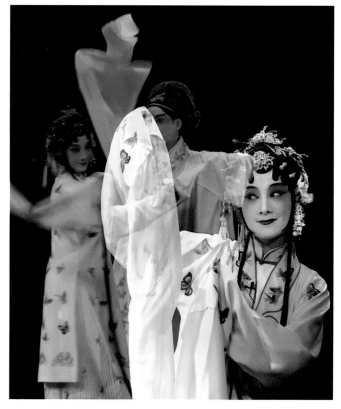

昆曲《牡丹亭》

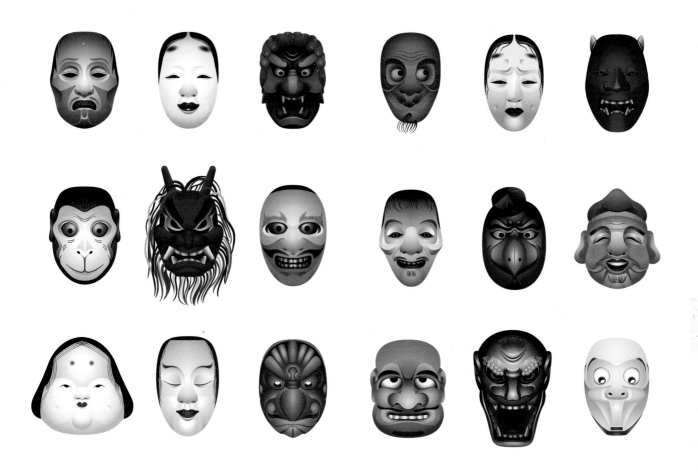

中国，移植在中国的土地上生根发芽，一个多世纪以来也是硕果累累，涌现出老舍、曹禺、田汉、郭沫若等优秀的剧作家。

中国为世界戏剧史做出的最大贡献还是中国戏曲。与西方戏剧不同，中国戏曲是一种有剧情的，以歌舞来表演故事，是综合了音乐、歌唱、舞蹈、武术和杂技等的综合艺术形式。中国戏曲的种类繁多，据不完全统计，中国各民族地区的戏曲剧种约有360多种，比较著名的京剧、越剧、黄梅戏、评剧、豫剧、昆曲等等。中国戏曲在世界剧坛上也占有独特的位置，与古希腊悲喜剧、印度梵剧并称为"世界三大古老戏剧文化"。

除中国戏曲外，东方传统戏剧还包括印度的梵剧、越南的嘲剧，以及日本四大古典戏剧——狂言、能剧、歌舞伎、人形净琉璃等。这些也都是世界戏剧史上的瑰宝，各自精彩纷呈。本页这些有趣的面具就是日本能剧的重要组成元素，你能猜出它们代表了什么样的人物角色吗？

Write Stories of Your Own
写下你自己的故事

作者：李琰
绘者：杨洋

我们读故事、听故事，有时候还给别人讲故事，那些故事往往都是发生在别人身上的。其实，如果你有一颗细腻的、热爱生活的心和一双敏锐的眼睛，你会发现，就在自己的身上和周遭，也曾经发生过，并且正在发生着很多有意思的故事。拿起你的笔，把它们记下来吧，把它们写成你自己的故事。这将成为令你骄傲的一笔财富，说不定还会成为奉献给世界的一笔财富呢。

如果你有兴趣写一写自己的故事，可以参考下面几个实用的小建议，祝你成功哦！

写作的源泉是生活。在日常生活中做到留心观察，细心记录，可以为你积累下很多故事的素材。所以，写自己的故事可以从记日记开始，把日记当成你最好的朋友和倾诉对象。每天晚上打开日记本，认真记录下当天的日期，天气情况。对着它，仔细地回忆一天下来发生的事情，不要放过任何细节。然后把这一天中所有给你触动的、让你开心或者难过的、有意思的事情，都记下来讲给它听。如果能在记录的基础上加一些你对这些事件的总结和思考，当然就更好了。

除了日记本，也许你还需要一个小记事簿，随时随地用来记录你观察到的一些有意思的事件。

做一个倾听者也很重要。试着多跟别人聊天，你能从中收获很多。比如，爷爷奶奶也许会给你讲一些家族的传说，叔叔阿姨会跟你讲一些出去旅行的见闻轶事，小朋友会跟你分享他/她最近身上发生的一些趣事糗事……甚至大街上的陌生人，可能也会愿意跟你分享一些他们的故事呢。

这样日积月累，你慢慢就积攒下很多故事素材，选取其中一个或几个，你就可以动手创作自己的故事了。

如果写的是自己或者身边的某个人，你对主人公的性格、喜好、行为习惯、说话方式甚至穿衣风格都很了解，会有助于你塑造一个真实、可爱、栩栩如生的人物。除此以外，你还可以按照鲁迅先生所说的"杂取种种人，合成一个"，把你熟悉的几个人各选取一个方面，杂糅成一个人。对你笔下的人物，你要怀有深厚的感情，不管是深沉的爱、深刻的恨还是强烈的讽刺，只有你自己对他/她满怀感情，才能感染你的读者。

关于故事发生的背景（时间、地点），你可以用写实手法，采用它真实原有的背景，或用虚化手法，把故事放到一个虚拟的时空，或者一个你自己设定的，合情合理的时代和地点，给主人公取一个你喜欢的名字。

　　而关于故事情节的设定，这里也有几个建议：首先，最好选择一个有波折、有起伏的故事。其次，你可以尝试附加一些情节到主要情节中，这些情节可能是一些私人事件，如交到一个挚友，小宝宝出生，亲人去世等等。这会使你的人物更丰满，故事更生动。如果你选取几个故事一起写，最好做到有详有略。最后，你所写的故事可以在真实生活的基础上做一定的加工，增加

一些大胆的假设和想象，但一定不能完全脱离现实凭空杜撰，否则就不可信、不会打动读者了。

　　有了这些建议，你是不是已经对写下自己的故事胸有成竹了呢？那就从今天、从现在开始，养成记日记和做笔记的习惯，把看似平凡平淡的日常生活书写成美丽感人的故事吧。

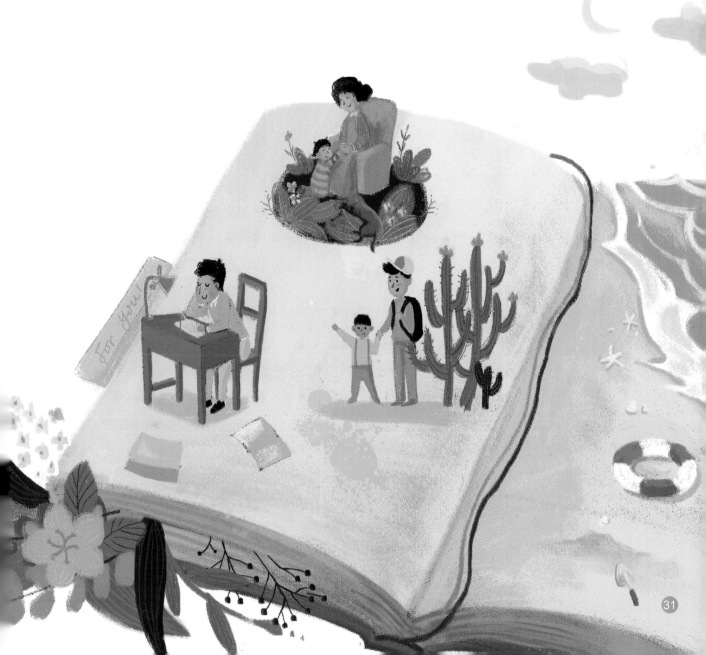

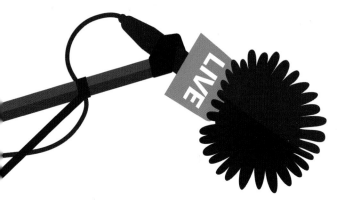
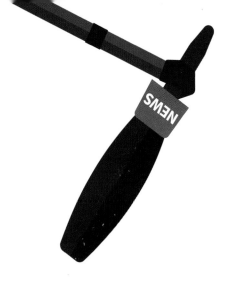

How to Conduct an Interview
采访的窍门

作者：李琰

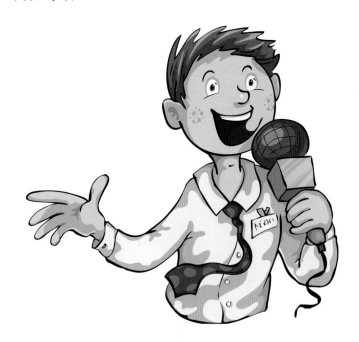

你是否曾经梦想成为一个记者？做一个"铁肩担道义，妙手著文章"——针砭时弊，惩恶扬善的英雄？或者至少可以用自己手中的笔记录社会，记录身边一些可敬可爱、可歌可泣的人物事迹。

想要做一个成功的小记者，做好人物采访可是第一步。你知道吗，采访也有一些实用的小窍门：

1 做好准备

记者应该像一名战士，时刻为采访做好准备。在采访之前，你一定要先做好功课。要先了解受访者的背景，比如在哪里出生、是什么学校毕业的、职业是什么、兴趣爱好有哪些等。对访谈的中心话题也应该有一个全面的了解，充实相关的知识。比如你要采访一个篮球运动员，就要先对篮球这项运动有一个大致的了解，如比赛的赛制、规则等。这样在访谈时才能顺利地跟受访者交流，也能取得他们的信任。如果是比较知名的人，你还可以查查看以前的报道是如何描述他们的，做到知己知彼，还能问出一些更有新意的问题。

2 拉近距离

被采访的对象千差万别，有的人很愿意聊天，很容易被调动情绪，有的人却很拘谨。初见采访对象，特别是比较拘谨的被访者时，可以先用拉家常的办法来拉近与对方的距离，营造一种融洽的气氛，将被访者带入聊天状态，打开他的"话匣子"。闲聊的话题可以是你了解到对方的兴趣爱好、家庭等，也可以就地取材，谈一谈眼前所见的一些景象、事物。需要注意的是，"闲扯"不能过多过远，要在"闲扯"过后迅速过渡到你准备的问题上，不然会浪费时间，也会影响采访的整体质量。

3 问题要具体

访谈时提出的问题要具体细致，不要泛泛而谈。有的记者在采访中经常会问这样的问题："您的感受是什么？""您的愿望是什么？""您接下来的打算是什么？""您此时最想感谢谁？"等等。这些空泛模糊的问题就像简单的公式，缺乏个性。而且往往只能得到一些含混不清、枯燥无味的回答。比如当你采访一个刚刚获奖的作家，问他"您现在的感受是什么"，可能只能得到"我很高兴""我很自豪"之类的回答，没有什么信息量，话题也很难再继续下去。相反，如果你问一些具体的

问题，比如"你曾经梦想过有这样一天吗？""你从小就想当作家吗？"也许会听到一些有细节、有内容的故事，而且可以进一步引发下一个问题，比如"那你小时候最初的理想是什么？""你什么时候发现你对文学的兴趣的？"等等。

4 礼貌很重要

采访是要从对方那里获取你准备写作的素材，因此采访时一定要态度和蔼、礼貌、尊重对方。采访前后及过程中都要注意礼仪：采访前应预留足够的时间，提前用电话或邮件等约请对方，尊重采访人的意愿商定时间地点；采访时要服装得体、言语礼貌，认真倾听对方，注意眼神交流，及时做好记录；提问题时更要注意礼貌和分寸，不要提一些冒失或者太过尖锐的问题，更不可随便打断采访者的话语，这让人觉得你粗鲁没有耐心。这些情况都会影响采访的质量，甚至可能导致采访无法继续。

只要掌握了这几个小窍门，相信你一定能成为一个合格的小记者！

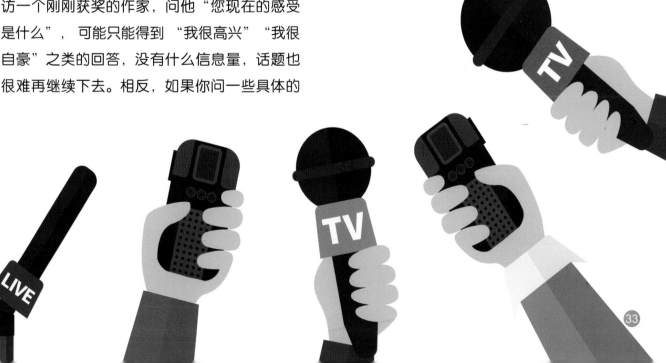

Don't Underestimate Emails
不要小看了邮件

作者：李琰

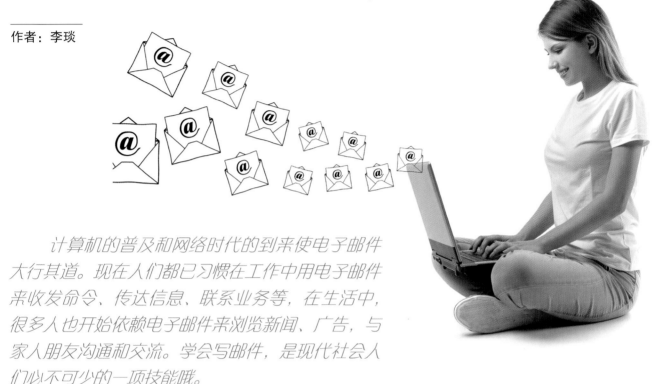

计算机的普及和网络时代的到来使电子邮件大行其道。现在人们都已习惯在工作中用电子邮件来收发命令、传达信息、联系业务等，在生活中，很多人也开始依赖电子邮件来浏览新闻、广告，与家人朋友沟通和交流。学会写邮件，是现代社会人们必不可少的一项技能哦。

有人可能会说："写邮件很简单啊，不就比短信、微信多几句话吗？"邮件虽然同短信一样是通过电信或者网络传递，具有即时、高效的特点，但它的前身是书信，所以也有一些写作规范。

按顺序，你先要给拟定一个提纲挈领的主题。人们邮箱里通常有很多封邮件，如果主题空白或不明确，你的邮件就没办法被正确归类、检索，甚至会被当成垃圾邮件忽略删除。首先，邮件主题要简短明确，切忌冗长复杂，太长的主题常常无法完整显示。其次，回复和转发的邮件也可以根据内容更改一个有意义的标题，特别是那

种回复了很多次或者转发了很多层的邮件，最好不要使用系统默认的标题。我想你应该也不喜欢那种那种带有一大串"回复：回复：回复："或者"转发自：转发自：转发自："的邮件，让人完全摸不着头脑。

接下来，要在邮件的开头写下称呼和问候。恰当的称呼和关切的问候能拉近你和收信人的距离，也显示出你是一个有礼貌、懂得尊重别人也值得别人尊重的人。如果收信人是长辈，请一定记得用敬语。如果是平辈，也要用亲切的称呼和礼貌的问候。

再接下来，就到了邮件最重要的部分——

正文。正文的书写有几个主要原则：

首先，行文要通畅，简明扼要。如果具体内容实在太多，正文应只作摘要介绍，然后单独写个文件作为附件详细描述。行文要通顺流畅，多用简单词汇和短句，准确清晰地表达自己的意思，不要用一些晦涩难懂的语句。其次，正式邮件一定要使用正规字体，避免使用火星文、网络流行语、表情符号等，否则会让人感觉写信人态度不够严肃。再次，可以适当使用大写字母、粗体斜体、彩色字体、加大字号等手段，对一些信息进行重点提示，但不宜过多，否则反而让人抓不到重点。最后，如果有附件，应在正文中做简单的说明，附件的命名也要简洁扼要，方便收件人存取和检索。比如你要发一篇自己的作品给对方，可以在邮件末尾提示"谨附我的作品一篇，见于附件"，附件的标题就改为"某某的作品"。

邮件的结尾还要有一个真诚的祝语，然后就是落款，写明写邮件人的名字，如需要还要写上单位和联系方式等。

最后，在发送之前，请再做一遍拼写检查，确认没有错别字和语法错误，行文没有歧义，之后就可以点下"发送"键了。

再次提醒大家，千万不要小看了邮件。从今天起，请用以上原则，练习把每封邮件写得简明、规范、清晰、礼貌。因为你的写法反映了你对收信人的态度，也表现了你待人接物、为人处世的方式。能写一封合乎规范、行文通畅、表意清楚的电子邮件，会是一项使你受益终身的技能。

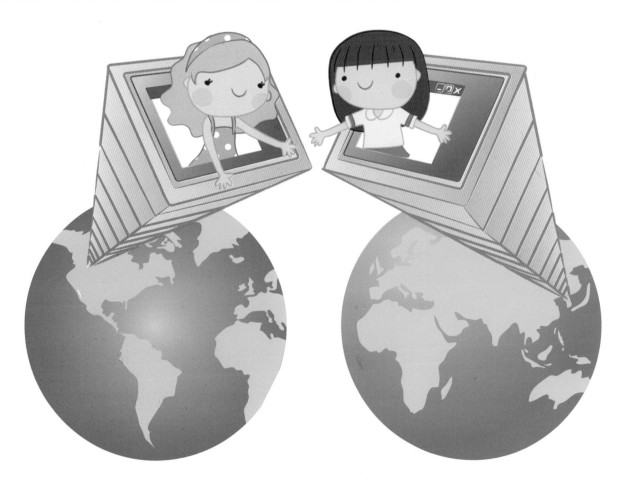

Legend of the Mermaid
人鱼的传说

作者：李琰
绘者：骆玫

在童话故事《海的女儿》里，安徒生描绘了一个美丽的生灵——海王的小女儿，"她的皮肤又光又嫩，像玫瑰的花瓣，她的眼睛是蔚蓝色的，像最深的湖水。不过，跟其他的公主一样，她没有腿，身体的下部是一条鱼尾。"

小美人鱼为了得到陆地王子的爱和不灭的灵魂，离开海底和亲人，用自己最美的嗓音和巫婆交易，忍着剧痛褪去鱼尾。然而，最终她却未能如愿，化为了海上的泡沫——这个故事把美人鱼的形象深深地印在我们脑中。不过，安徒生并不是第一个创造出这种半人半鱼形象的人……

位于丹麦哥本哈根长堤公园的小美人鱼铜像举世闻名，是丹麦的象征

从远古时起，人鱼混合的形象和传说故事在各个民族中都先后出现过。早在7000多年前，古巴比伦神话中就出现了人鱼神欧尼斯（Oannes），他就是这样一个上半身人形，下半身鱼尾的神，有的书中还记载他戴着鱼形的帽子，披着鱼皮的斗篷。

古叙利亚人信奉的月亮女神阿塔佳提斯（Atargatis）也是一个半人半鱼的形象。传说中她本来是一个人形的女神，爱上了一个凡间的牧羊人，但不小心把他杀死了。出于罪恶感和悔恨，她投了海，却未能如愿死去，而是在海里变成了一个半人半鱼的神，腰部以上还是美丽的人形，腰部以下却变成了鱼尾。

古希腊神话中的海妖塞壬，是河神克罗厄斯的女儿，是从他的血液里诞生出的美丽妖精。她有时会幻化成美人鱼，长着女人的上半身和鱼尾，用她美丽的身段和迷人的歌声诱惑航海者。

北欧神话传说中有着一个庞大的海神系统，大部分海神都是半人半鱼的形象，其中女性的人鱼叫温蒂妮（Undine）。有时人鱼们会坐在岸边，梳他们金色或绿色的长发，弹起他们的竖琴。

德国民间传说中人鱼形态的河神罗蕾莱是会唱歌的少女，常常用销魂的歌声引诱水手们。她们的歌声随风吹入船上水手的耳中，可怜的水手们便迷失了本性，忘记工作，直到他们的船撞在礁石上粉碎为止。

在非洲也流传着有关美人鱼的神话故事，他们的人鱼神叫妈咪瓦塔（Mami Wata），代表

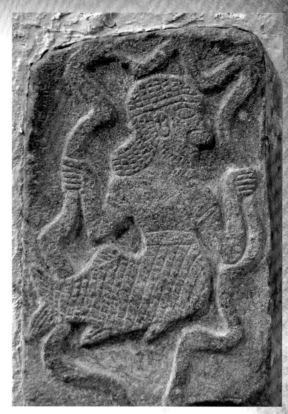

出土于叙利亚哈拉夫，现藏于德国柏林国家博物馆的浮雕石碑，上面的人鱼形象被认为很可能是人鱼神欧尼斯

古叙利亚的银币上刻有阿塔佳提斯的形象

美貌、健康，同时也预示着危险与诱惑。传说中她是一个打扮艳丽、经常佩戴着大量珠宝首饰的美貌女神，手里还常常拿着一条毒蛇。

亚洲也自古就流传着人鱼的传说。在我国几千年前成书的志怪典籍《山海经》中，就已经有一些关于半人半鱼神怪的记载和描绘。比如其中《海外北经》里提到了一种陵鱼就是一种半人半鱼的生物。它们"人面，手足，鱼身，在海中"，长着人脸，长有人的手和脚，却兼

利用这个优势来对其他鱼类或者人发动突然袭击。还有一种叫"海女房"的威力巨大的人鱼妖，生气时能够兴风作浪，掀翻在海面航行的人类的船只。

在印度、泰国及东南亚其他一些地区的神话中，有一个人鱼公主，她的名字叫索瓦那抹茶（Suvannamaccha），意思是"金色美人鱼"。据说，她美貌异常，下身是长满金色鳞片的鱼尾，上身是美丽的人身，佩戴着金光灿灿的珠宝。印度神话中神通广大的风神之子神猴哈努曼，一见到她就不由自主地爱上了她。

世界各国传说中的人鱼大部分都很美丽、富有魅力，所以也充满诱惑，有一定的危险性。这些幻想和传说表达了人们对难究其底的海洋世界无尽的向往和好奇，也显现了人类对风暴、海

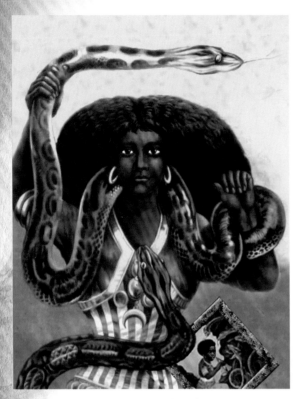

健康美丽的妈咪瓦塔

有鱼的形体。《海外南经》中还讲到一个氐人国，那里的国民是"人面而鱼身，无足。"长着人脸和鱼的身子，没有脚。晋朝的《搜神记》《博物志》等书中，都提到一种叫"鲛人"的生物，也是人身鱼尾，非常神秘、美丽而且富有灵性，哭泣的时候流下的泪滴都是珍珠。她们常年住在水下，非常勤劳，不停地织一种叫"鲛绡"的布。这种布入水不湿，人类要花很贵的价钱才能买到。

我们的邻国日本也有大量关于人鱼的传说，不过都是丑陋可怕的怪物，他们有着食人鱼般锋利的牙齿和尖爪，下半身布满了鳞片，在水中游动时没有任何声响，常

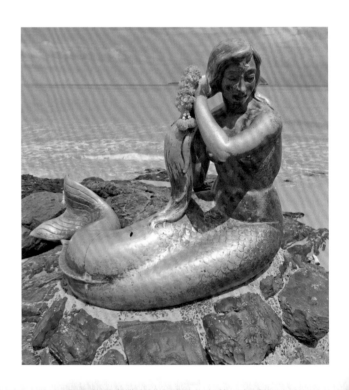

泰国宋卡省撒米拉海滩的金色美人鱼雕塑

啸等不可控的海洋力量的恐惧。

近现代的很多作家也都喜欢人鱼这一形象，在传说的基础上展开想象，创作了很多人鱼的动人故事。与安徒生的笔下的小美人鱼类似，德国作家富凯童话体小说《水妖》中天真美丽的温蒂娜（Undine）也是爱上了人类——一个骑士。她以老渔夫养女的身份与骑士结婚，获得了人类灵魂。不幸的是，她的丈夫后来又移情别恋，于是她又失去灵魂变成了流水。但与《海的女儿》中善良的小美人鱼不同，温蒂娜在骑士再婚之前实施了报复，给了他致命一吻，使他窒息而死。

英国作家王尔德的作品《渔夫和他的灵魂》中，被渔夫捕获的小美人鱼用美丽的歌声不断讲述海底世界的美好，渔夫因此爱上了美人鱼和她歌里的海洋世界，放弃了自己的一切甚至灵魂，到海底与美人鱼一起生活。但他后来禁不住自己灵魂的反复诱惑，又离开了大海，致使美人鱼心碎而死。

动画大师宫崎骏的电影《悬崖上的金鱼公主》中，活泼可爱的人鱼小波妞爱上了救她的男孩宗介。为了能与宗介一起生活，波妞毅然离家出走，誓要变成人类。在她的妈妈海洋之母的帮助下，历尽波折的波妞最终如愿以偿。

如果让你来写一个跟人鱼有关的故事，你会怎么写呢？

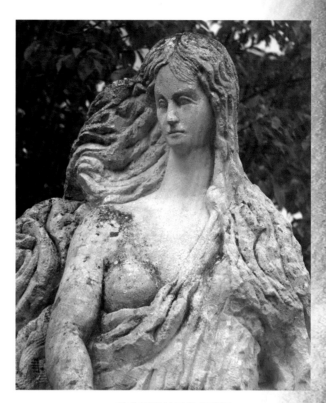

莱茵河畔的罗蕾莱雕塑

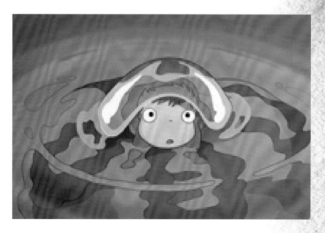

可爱的人鱼波妞

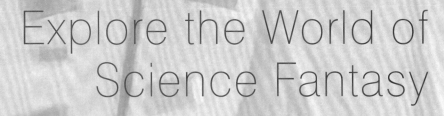

Explore the World of Science Fantasy

科学幻想的世界

作者：海上云

　　科幻小说，全称科学幻想小说，主要描写想象的科学或技术，以及在此背景下衍生的虚构故事，既有科学的基础，又有幻想的成分。

　　科幻小说的情节不可能发生在现实生活中，它的基础是虚构有关科技领域的新发现。如果说科学是戏的骨架，幻想是戏的肉，那么，骨架大一点的科幻小说叫硬科幻，肉多一点的就叫软科幻。

那些兑现了的预言

如果科学幻想小说里的想象有的很快成了现实，小说家就成了一个目光敏锐的预言家。

《八十天环游地球》是法国著名作家"科幻小说之父"儒勒·凡尔纳的代表作之一，发表于1872年。

小说叙述了英国人福格先生与朋友打赌，能在80天内环游地球一周回到伦敦。福格经历了各种惊险，迟了五分钟回到伦敦。他自以为失败，却因为自西向东绕地球一周，正好节约了一天时间而意外获得胜利。

在一百多年后，回头看看是不是觉得很幼稚？现在飞机只需要40多个小时就能环球飞行一周！但是，在当时的技术条

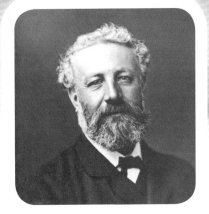

儒勒·凡尔纳

件下，坐着一个吊着气球的大篮子里，在没有解决燃料、无法应付各种天气异常的情况下，八十天环绕地球，确实是异想天开的想法。

不过，这个想象仍然有科学的基础，也合乎逻辑。热气球载人飞行，符合力学原理。而小说里的故事情节更是扣人心弦、妙趣横生。

凡尔纳在另一部作品《海底两万里》中，写了一艘构造奇妙的潜艇，船身坚固，利用海水发电。尼摩船长邀请男主角作海底旅行。他们从太平洋出发，经过珊瑚岛、印度洋、红海、地中海、大西洋，看到海中许多罕见的动植物和奇异景象。途中还经历了搁浅、土著围攻、同鲨鱼搏斗、冰山封路、章鱼袭击等许多

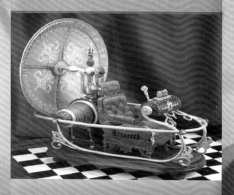

The Time
Machine

Herbert George Wells

《时间机器》封面

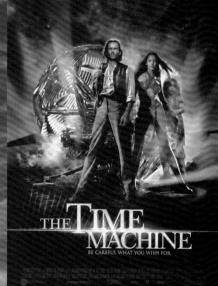

WHERE WOULD YOU GO?

THE TIME
MACHINE
BE CAREFUL WHAT YOU WISH FOR.

电影《时间机器》的宣传海报

险情，精彩纷呈。

要知道，当时的潜艇只是在试验摸索阶段，不可能在海底航行这么远。

所以，科幻小说是融科学、幻想、小说于一体，三个元素缺一不可。

那些还没有发生的故事

当然，科学幻想小说里的想象，有的可能很久无法实现，但这并不妨碍小说家对人类文化的贡献。

《时间机器》是英国作家威尔斯于1895年发表的一部科幻作品。

在小说中，一位名叫黑尔耶的科学家提出一套关于四维空间和时空穿梭的理论。他认为世界并不是三维的，而是一个包含时间维度的四维空间。按照这个推论，人既然可以在三维空间里自由运动，也应该可以在时间的隧道中来回自由穿梭。人可以回到儿时的过去，也可以提前进入未来。黑尔耶用他的瓶瓶罐罐，制造出一个时间机器，并乘它飞到未来的802701年。

在那里，他看到一副十分可怕的图景。未来的人类进化成为两种人：埃洛伊人和莫洛克人。

埃洛伊人生活在地上，以瓜果为食，过着群居生活。他们身材矮小，四肢纤细，头脑简单，每天只知游戏、玩乐。

莫洛克人则终年生活在地下，狡猾残忍，嗜血成性，只在夜晚才出来觅食埃洛伊人。

后来，黑尔耶推断出，埃洛伊人是原来的统治阶级。在长期的发展过程中，科技的不断进步逐渐把人类社会推向鼎盛。物质的极大丰富，加上长期的不劳而获、坐享其成，导致这些人的智力和身体机能逐渐退化。莫洛克人原本是体力劳动者的后代。他们由于常年在地下工厂劳作，终年不见天日，于是慢慢习惯于地下环境而演化成像老鼠一样的穴居动物。

威尔斯所描写的退化现象，在科学上符合达尔文进化论。这些对未来世界的颠覆性描写，呈现出了人类衰落的悲哀和世界末日的凄凉。

威尔斯1895年提出能够进行时间旅行的机器，当时被认为是无稽之谈。但自1905年爱因斯坦提出相对论之后，时光机在理论上已经有了依据。爱因斯坦在他的相对论中说：时间是相对的，当我们以接近光速运动的时候，时间会慢下来甚至静止，也就是说，如果一个人以接近光速旅行，那么时间对他来说就会停滞，当他再回到地球的时候就可能已经过了一个世纪。

《时间机器》中关于时空穿梭和物种退化的幻想，都有一定的科学基础，并不是纯粹海市蜃楼般的胡思乱想。科幻小说区别于《西游记》等神话小说和《哈利波特》等魔幻小说的关键，就在这里。

自己写写看

如果你是个科幻迷，不妨尝试自己写个科幻故事，张开想象的翅膀，和你笔下的人物一起坐上科幻的飞船吧！

——可以把故事的背景设在火星，或者银河系的某个星球上，去探索茫茫宇宙、浩瀚星空的秘密，那里是否有着迥异于人类的文明？

——可以进入人脑内部，去揭开大脑思维的奥秘，或许可以看到那一个个虚幻的梦境？

——可以随着纳米治病机器进入人体内……

——也可以写电脑和人脑、机器和人类的竞争，或者机器人和人和平相处。

——还可以写神秘的飞碟和外星人……

有人说儿童的想象力最丰富。有人说随着年龄的增长，想象力会随着知识的增多而增长。想象力和年龄的关系是什么？或许这本身就是一个很好的科幻小说题材呢。

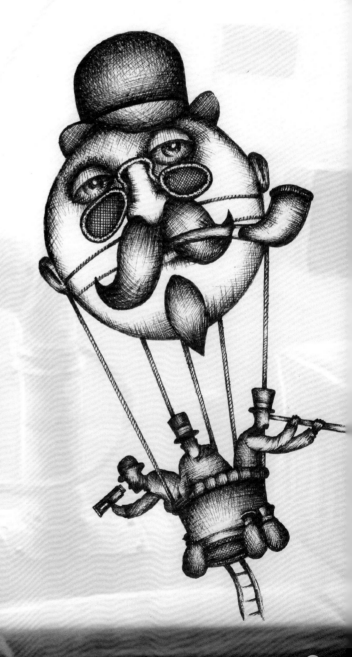

There's a Dragon in the Library

图书馆里的龙

作者：南希·朱利安·柯普（Nancy Julien Kopp）
译者：张韬
绘者：大卫·平托尔（David Pintor）

威廉米娜·希金斯一路跑过维斯特莱克公共图书馆书架之间狭窄的通道，长长的辫子在身后跳跃腾挪，运动鞋松开的鞋带敲击着破旧的鞋面。她一路跑过J栏、K栏、S栏，只在转过转角的时候，才稍微放慢一点速度。

突然，在书架的尽头，她看到了一条龙。伴着心儿狂跳，她赶忙一个急刹车，鞋底发出一阵尖叫。

那条龙一开始只是安静地躺在那儿，接着轻轻喷了喷鼻子，然后抬起它巨大的脑袋，猛地吸了好大一口气，又安安静静地躺在那里了。

威廉米娜咽了口口水，向后退了一步。还没等她转身夺路而逃，那条巨龙已经仰起身，蹲坐在后腿上，巨大的脑袋向后一甩，"呜呜呜"地吐出一阵鼻息。一串串烟圈从它鼻孔里冒了出来，一股股火舌从它的大嘴巴里喷了出来。它挥舞着爪子扇动着空气，拍打着那对宏大的翅膀。它全身上下都覆盖着绿色和紫色的鳞片，在图书馆的灯光下反射出耀眼的炫光。它那琥珀色的眼睛闪闪发光，就像切割后的水晶。

"威廉米娜·希金斯！"龙大吼道，"跟你说过多少次了，不许在图书馆里奔跑！"

"菲尔波特小姐，您说的是今天？"威廉米娜紧盯着龙的眼睛，"还是说这一整周？"

"你明白规定的，"图书管理龙说，"如果不是来读书，你上图书馆来干吗？！"菲尔波特小姐沉重地呼吸着，爪子也跟着一开一合。

威廉米娜真担心她随时会伴着轻蔑地一哼又从鼻子里喷出火来。

威廉米娜的声调和菲尔波特小姐一样镇定："我妈妈要到五点才下班回家，她说我放学后就待在图书馆，这里安全。"

龙整了整肩膀上披着的毛衣："如果你不遵守规定，就得出去！"

"外边就和一大碗冰激凌一样冷，而且还快下雨了。"威廉米娜答道。

"那就坐在台阶上。"

"台阶和石头一样硬。"

"你可以待在学校里。"菲尔波特小姐说这话的时候，嘴唇几乎都没动。

"学校里没人。"威廉米娜回答的时候，也几乎连嘴唇都没动。

"那就好好学习！"菲尔波特小姐的眼睛里闪烁着怒火，爪子又弯了起来。

"都学习一天了。"威廉米娜说，双手交叉在胸前，双脚叉开，做好了战斗的准备。

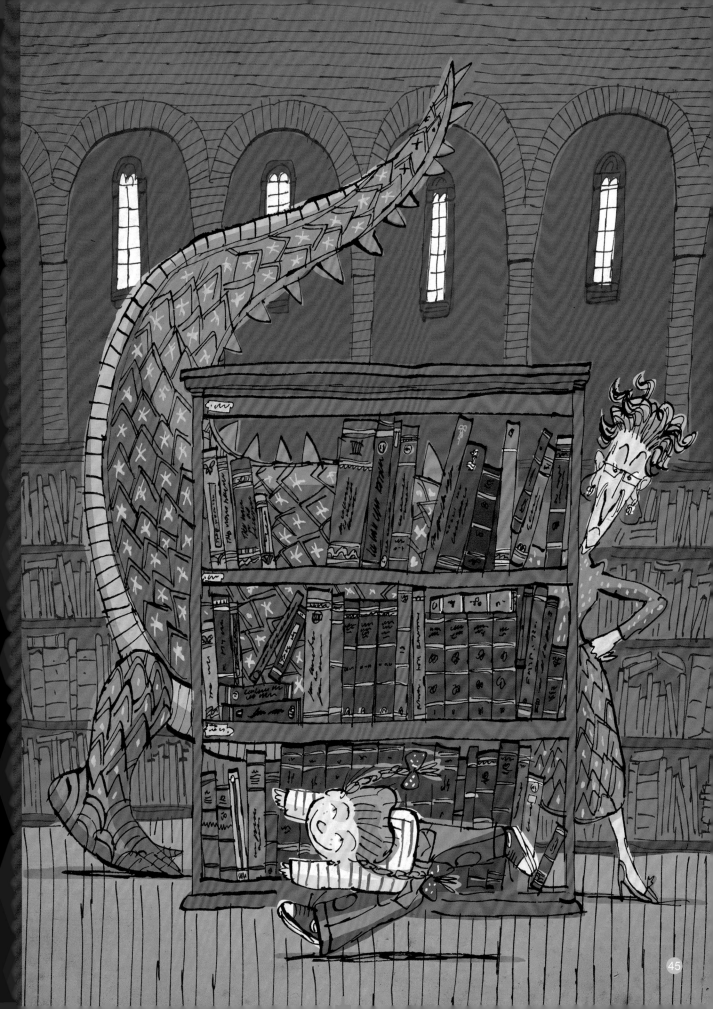

龙发出嘶嘶的声音，眼睛眯缝成一条线："不得放肆！"

"什么意思，放肆？"

"还不去查字典！"菲尔波特小姐高喊着冲回到自己的办公桌前。

这时，威廉米娜感到有人扯了扯自己的衣角。"你想干吗？"

小肇事者正瞪大眼睛，仰望着威廉米娜。"她生你气了吗？"

威廉米娜叹了口气："每天都这样。你又怎么了，露西·安？"

"我好无聊。"

"那就看本书呗。"威廉米娜心想：这个回答跟菲尔波特小姐的回答倒是像得很。

"我还不认识字呢。"露西·安回答。她用下嘴唇包住上嘴唇，两只眼睛盯着威廉米娜。

"一边去，别烦我。"威廉米娜快步沿着书架走开，不去理会两旁书架上那些色彩鲜艳的书皮，一直走到高高的窗子边上，看着雨滴敲打着玻璃，窗子在雷声中瑟瑟发抖。她将双肘支在窗台上，手掌托着脸颊，看着屋外的狂风吹弯了树的枝丫。

又有人扯了扯她的衣角。都不用回头，威廉米娜问道："露西·安，这回你又要干什么？"

"把这本书念给我听。"露西·安说，手里拿着一本大图画书。

威廉米娜接过图画书："念就念吧！"

她们一同走过龙的办公桌。菲尔波特小姐静静地盯着她们，但是威廉米娜觉得自己好像看到了一缕缕细小的烟圈正从她的鼻子里冒出来。

两个女生坐在一张圆桌旁，威廉米娜用平静的声音朗读着，翻页的时候，还在椅子上扭动一下身子。

"你能读得比这好啊，威廉米娜。"她皱着眉头，说，"你的声音听上去好闷。"

沉默了一下子，威廉米娜又说"没错！"她挺直腰板，翻回到第一页，充满感情地开始朗读，她给故事里每个角色都配上了不同的声音，读到一半，她发现桌子旁边又多了三个听众。

"继续啊。"他们中的一个在她停下的时候说。

威廉米娜笑了，继续读了下去，并把画书上的图片翻给小朋友们看。

威廉米娜眼角的余光看到了一只毛茸茸的长毛猫，它用琥珀色的眼睛审视着这个读书小组，一边四爪轻柔地翩翩起舞，喉咙里发出阵阵舒坦的呼噜声。

威廉米娜合上书的当口，那只猫又发出了一阵呼噜声，并且开口说道："威廉米娜·希金斯，这本书你读得真叫棒。我觉得你可以在这里开个课后故事俱乐部。你觉得呢？"

"我觉得很好，菲尔波特小姐。"威廉米娜伸手握住了图书馆管理员伸过来的爪子。

作者南希·朱利安·柯普，堪萨斯州曼哈顿人，在多部选集、报纸和杂志上发表过文章，也是一位获奖儿童文学作者。

绘者大卫·平托尔是西班牙著名插画家，作品于2007年、2010年、2011年和2013年入选博洛尼亚国际儿童书展。

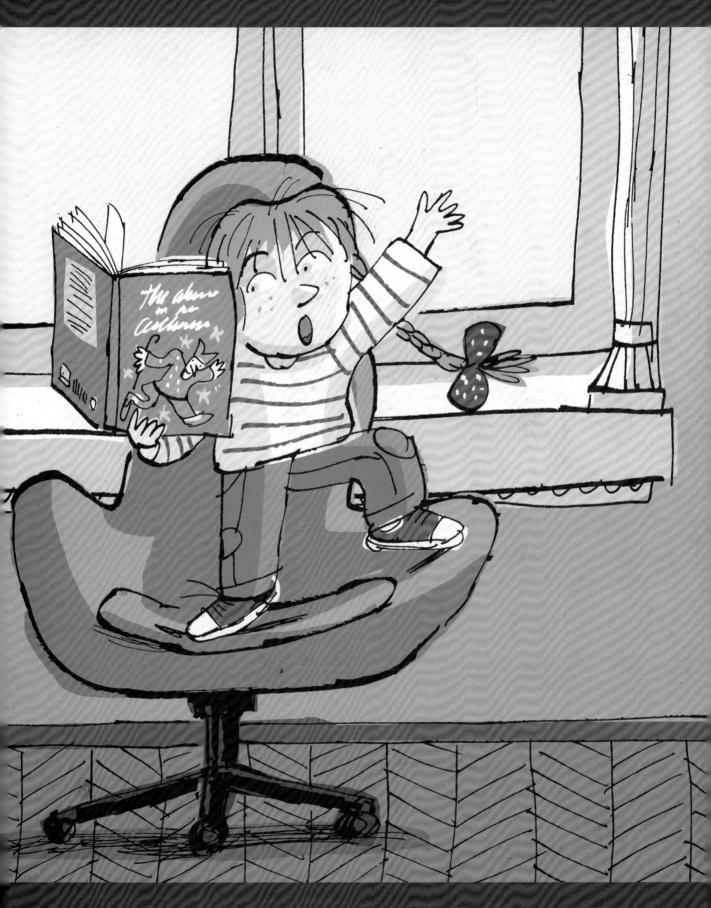

Germany: a Kingdom of Fairy Tales
"童话王国" 德国

作者：康妮

走在德国的街头，你会发现很多以童话为主题的建筑和雕像。德国民间童话的宝藏格外丰富，在这里，诞生了伟大的《格林童话》。而童话传统并没有随着德国机械工业的兴起、繁荣而逐渐没落，直到现在，仍然有数以千计的会讲童话故事的人活跃在此，他们组成很多"童话小组"，深入民间搜索童话素材，整理出一个个童话集。他们还常去学校、幼儿园为小朋友们讲童话故事。

德国的孩子们正是在这种童话氛围中长大，起初是听爸爸妈妈讲故事，后来开始自己阅读，他们也很会写故事呢！一起走进这个"童话王国"的教室中，和德国的小朋友们一起上一堂"故事课"吧！

生活故事书 My Life Story

小朋友们一定听过童话故事，但是在德国的小学，低年级的小朋友听的故事则是属于自己的"生活故事书"。这是由德国慕尼黑Lore Anderlik老师发明的讲故事方法，老师引导小朋友将生活中的点点滴滴变成属于自己的故事，这样可以帮助年纪较小的孩子学习如何自理生活，还可扩展至情绪、态度的培养，语文的教学，认知能力的训练，更可扩大至社会能力的养成，现在这样的教学方式也慢慢在世界各地普及。

德国慕尼黑Lore Anderlik老师在1960年提倡"生活故事书"，很快许多德国小学都开始用这样的方法讲故事。举例来说，对于一年级刚上学的小朋友，老师会请小朋友一起制作一个"我上学了"的故事，并请班上小朋友搜集所有上学的信息，譬如我几点起床、穿什么衣服上学、早餐吃了什么、我读哪班、旁边坐了谁等，并且会配合主题请小朋友贴上相片，变成真正的绘本故事书。最后，老师会在上课时请小朋友分享自己的故事，这样可以训练小朋友的语言能力，也可以帮助大家熟悉环境。

Lore Anderlik老师也是德国蒙台梭利治疗学会创会理事长，这样的教学方式也渐渐在世界各地流行起来，并且帮助一些有自闭症、学习迟缓等特殊状况的小朋友，让他们可以通过制作"生活故事书"进行学习，让认知内容与自己的生活经验结合在一起，这真的是一种新的体验。